干燥综合证临证精要

主编　宋林萱　赵彦

副主编　李翌萌　王红江

编委

赵明丽　孙秀琪　单丽华

马文强　宋万雄　郑君

胡欣　林茂贵　刘仁昊

人民卫生出版社

图书在版编目（CIP）数据

干燥综合征临证精要 / 宋林萱，赵彦主编. —北京：
人民卫生出版社，2020

ISBN 978-7-117-29747-9

Ⅰ. ①干… Ⅱ. ①宋…②赵… Ⅲ. ①干燥－综合征
－防治 Ⅳ. ①R58

中国版本图书馆 CIP 数据核字（2020）第 006580 号

人卫智网	www.ipmph.com	医学教育、学术、考试、健康，
		购书智慧智能综合服务平台
人卫官网	www.pmph.com	人卫官方资讯发布平台

干燥综合征临证精要

主　　编：宋林萱　赵　彦
出版发行：人民卫生出版社（中继线 010-59780011）
地　　址：北京市朝阳区潘家园南里 19 号
邮　　编：100021
E - mail：pmph @ pmph.com
购书热线：010-59787592　010-59787584　010-65264830
印　　刷：河北新华第一印刷有限责任公司
经　　销：新华书店
开　　本：710×1000　1/16　印张：12
字　　数：203 千字
版　　次：2020 年 1 月第 1 版　2020 年 1 月第 1 版第 1 次印刷
标准书号：ISBN 978-7-117-29747-9
定　　价：49.00 元

打击盗版举报电话：**010-59787491　E-mail：WQ @ pmph.com**
质量问题联系电话：**010-59787234　E-mail：zhiliang @ pmph.com**

　　畅游在中医学书籍的宝库中，可阅读的书籍有很多，今天我为大家推荐的这本《干燥综合征临证精要》，读来很是欣喜，有似曾相识之感。这本书的写作风格灵活，集科技书刊和科普读物于一体，以时间轴来展开，分述各流派观点，结合病案分析讨论，理论性和实践性都很强。说它是科技书刊，是因为它对医学机制讲解得透彻并很前沿；说它是科普读物，是因为其对干燥综合征这一风湿领域常见病、多发病的病因、病机、治疗以及饮食起居等方面都做了全方位的介绍。

　　阅来不愿放下，读后感想颇多，故欣然提笔，写下此序，荐予大家。相信医务工作者阅后能够更全面、系统地掌握该病；患者和家属读后能够更好地认识该病、积极地面对并配合治疗，全方位地做好疾病管理工作。

　　医学书籍浩如烟海，该书令人耳目一新。

2019 年 10 月

"宋林萱名中医工作室"已成立两年余,自成立以来,我们这些中医赤子,深入研究中医理论,结合临床经验教训,在认真讨论、分析、总结后整理出版该书。

《干燥综合征临证精要》这本书,历时逾一年,数易书稿,集中或分散进行专项讨论二十余次,是我们工作室集体智慧的结晶。本书分为六部分,第一、二部分分别从中西医角度对干燥综合征进行了系统介绍,重点阐述了从脾论治干燥综合征的理论;第三、四部分别叙述了引经药在燥痹治疗中的应用,并列举了从脾论治及引经药应用的临证典型医案;第五部分从中医外治法及饮食调护等诸多方面做了阐释;第六部分旨在为医务工作者提供诊疗建议,并为患者及家属提供就医、用药、调护指导。

愿这本读物能够给广大的医务工作者带来系统的知识回顾,为广大患者及家属在疾病的诊断、治疗、饮食及日常生活起居等方面提供有效而实用的参考。我们工作室的每位成员,都是中医学的热爱者、践行者,愿以书籍为载体,坚持始终,不懈探索,为中医事业发展贡献我们的力量,让古老的中医国粹在现代医学蓬勃发展的今天,仍能绽放出耀眼的光芒。本书引经理论与干燥综合征治疗部分,录自沙龙讲座的现场,生动而实用,对讲述中引用内容的提供者,深表谢意。不妥之处,欢迎广大读者批评指正。

编　者
2019 年 8 月

目录

现代医学对干燥综合征的认识

西医学对干燥综合征的认识大概有 130 年的历史，先后有医生发现患该病的患者可出现唾液及泪液减少，腮腺及泪腺肿大，并提出其与淋巴瘤有一定的相关性，随后抗 SSA（干燥综合征抗原 A）抗体、抗 SSB（干燥综合征抗原 B）抗体的发现，将该病指向为自身免疫疾病，并逐渐证实该病为可累及多个系统及脏器的全身性自身免疫疾病。本章从病因、发病机制、诊断标准、主要临床表现、治疗及辅助检查几个方面对干燥综合征进行介绍。

○ 第一节 概 述 ○

干燥综合征是一种以侵犯外分泌腺，尤其是唾液腺及泪腺为主的慢性自身免疫性疾病。病理特点是以灶性淋巴细胞浸润为主。临床主要表现为干燥性角膜结膜炎、口腔干燥症，还可出现累及全身多个系统的表现。实验室检查多数患者有明显的高球蛋白血症，RF（类风湿因子）阳性，抗核抗体阳性，其中以抗 SSA 和抗 SSB 抗体为主，其他检查还包括滤纸试验（Schirmer test）、角膜染色、唾液流率、腮腺造影和唇腺活检等。该病可分为原发性（primary Sjögren syndrome，pSS）和继发性两种，原发性干燥综合征指不伴有其他任何疾病的单纯性干燥综合征；继发性干燥综合征患者除了干燥综合征以外，还合并有其他疾病，最常见的是类风湿关节炎（35%～55%）、系统性红斑狼疮、系统性硬化症、皮肌炎、混合性结缔组织病等，继发于结缔组织病（如类风湿关节炎、系统性红斑狼疮和系统性硬化症等）和特殊病毒感染等称为继发性干燥综合征。

早在 1888 年，Hadden 首先报道了 1 例同时存在唾液和泪液缺乏的患者。4 年后 Mikulicz 报道了 1 例双侧腮腺及泪腺肿大的患者，对其腮腺进行了活检，发现肿大的腮腺内有大量淋巴细胞浸润，称为 Mikulicz 综合征。1933 年瑞典眼科医生 HenrickSjögren 首次详细描述了 19 例伴有口干燥症的干燥性角膜结膜炎患者的组织学检查结果，他提出该病是一个系统性疾病，后以 Sjögren 综合征命名。1953 年 Morgan 认为 Mikulicz 综合征与 Sjögren 综合征的组织病理学改变是一致的。1965 年 Block 等人对 62 例患者进行分析，首先提出了 pSS 这一概念，对其临床表现、病理特点做了较全面的概述，并提出它与淋巴瘤有一定的联系。20 世纪 70 年代抗 SSA（Ro）抗体和抗 SSB（La）抗体被证明与本病密切相关，奠定了本病自身免疫特点的基础。1980 年 Talal 提出"自身免疫性外分泌腺病"这一名词，从概念上表达了 Sjögren 综合征的含义。1995 年，Moutsopouios 根据临床及免疫病理学研究进展，建议命名本病为自身免疫性上皮炎。随着医学的发展，这些命名逐渐被统一，目前国际上通用的命名为 Sjögren syndrome，我国因该译名不易推广和接受，于 1980 年定本病为干燥综合征。1997 年国际 SS 会议提出"干燥论"的新概念，强调本病是以外分泌腺受累为突出表现的全身性系统性疾病。

干燥综合征属于全球性疾病，有关它的临床研究盛行于 20 世纪 80 年代，临床及科研水平的广度和深度远远落后于 RA（类风湿关节炎）及 SLE（系统性红斑狼疮）。我国研究干燥综合征较欧美国家更是落后二十余年。2008 年由北京协和医院牵头的国家科技部"十一五"课题"干燥综合征诊断方法及诊断标准的建立"，联合国内 16 家主要研究单位，建立了 SS 注册信息数据库和生物标本库，同时规范了有关 SS 眼科和口腔科相关检查，极大地推进了我国对 SS 发病机制、诊断和临床治疗的研究。

◎ 第二节　病因及发病机制的研究 ◎

目前对于干燥综合征的病因和发病机制尚未完全清楚，它是在遗传、病毒感染和性激素异常等多种因素的共同作用下，机体细胞免疫和体液免疫产生异常反应的结果。在 T 辅助细胞的作用下，B 淋巴细胞功能异常，产生多种自身抗体、多克隆的免疫球蛋白以及免疫复合物，通过各种细胞因子和炎症介质造成组织损伤，致使唾液腺和泪腺等组织发生炎症和破坏性病变。因此外分泌腺淋巴细胞浸润是干燥综合征免疫异常的主要特点。免疫组化研究发现，在疾病初期，主要为唾液腺的 T 淋巴细胞浸润，大约 75% 的细胞为 T 淋巴细胞，其中 2/3 为 $CD4^+$ 辅助 T 淋巴细胞，且这些细胞均为活化的；1/3 为 $CD8^+$ 细胞毒细胞，即主要为辅助/诱导 CD4 亚型以及表达黏附分子 LFA-1 的亚型。B 细胞占 20%。单核/巨噬细胞和自然杀伤细胞偶见。大多数患者血中免疫球蛋白会增加，出现多种自身抗体，包括器官特异性抗体，如抗唾液腺上皮细胞抗体；也包括非器官特异性抗体，如抗核抗体、类风湿因子、抗 SSA 及抗 SSB 抗体等。

一、遗传因素

有研究显示，HLA Ⅱ类基因（HLA-A1，HLA-B8 及 HLA-DR3/DQ2 单倍型）在白种人中与 pSS 相关。HLA-DR3 与抗 SSA 和抗 SSB 抗体的产生有关。除了 HLA 等位基因外，其他涉及系统性炎症反应、细胞因子、细胞凋亡的调节基因也被认为可能与本病有关，但未获得肯定结果。

二、自身免疫耐受异常

（一）细胞免疫

pSS 的细胞免疫异常多出现在受累的外分泌腺体的局部组织。以唇小涎腺为例，在活检的组织中，可见 T 细胞在导管上皮细胞周围浸润，CD4$^+$辅助 T 细胞占 70%～80%，CD8$^+$T 细胞约占 10%。所以现在临床上以下唇活检组织中淋巴细胞浸润程度来作为诊断 pSS 的指标之一。

研究表明，在趋化因子 CXCL10/IP-10 的趋化作用下，Th1 细胞在腮腺聚集，分泌 IFN-γ、TNF-α 及 IL-12 等细胞因子，通过激活巨噬细胞、自然杀伤细胞和 CD8$^+$T 细胞参与细胞免疫。除此之外，SS 患者及小鼠模型的唇腺组织中有 Th17 浸润，且促进 Th17 细胞分化的细胞因子（IL-6，IL-23 及 TGF-β）增高，其分泌的 IL-17、IL-21、IL-22 可诱导促炎细胞因子、趋化因子、基质金属蛋白酶和急性期反应蛋白的产生，引起腺体的损伤，并可促进一系列黏附分子的表达。另外，具有免疫调节作用的 Treg（调节性 T 细胞）细胞存在缺陷，产生抑制性细胞因子的数目减少，导致激活的自身反应性 T 淋巴细胞数目增多，促发或加剧了炎症反应。趋化因子、黏附分子、细胞因子及共刺激分子等促使 T 淋巴细胞募集和激活，并且进一步活化 B 淋巴细胞，在生发中心产生自身抗体，引起组织结构破坏，导致腺体功能丧失。

（二）体液免疫

pSS 患者的特点是高球蛋白血症和多种自身抗体的存在，这反映了其 B 淋巴细胞功能高度亢进和 T 淋巴细胞抑制功能低下。自身抗体的产生、高球蛋白血症、异位生发中心形成表明 B 细胞激活在 pSS 发生发展中的重要作用。

B 细胞活化因子（B-cell activating factor，BAFF）是 B 细胞增殖活化的重

要细胞因子,可以促进抗体的产生。SS 患者血清及受损的唾液腺中 BAFF 水平升高,且与血清 IgG 及抗 SSA 抗体、抗 SSB 抗体、循环 CD19$^+$CD38$^+$IgD$^+$ 细胞数量以及淋巴细胞浸润灶数量相关;且 BAFF 转基因鼠可以出现 SS 样表现,表现为严重的涎腺炎,唾液产生减少,下颌腺破坏。

（三）性激素

pSS 多累及女性,故女性激素水平可能在本病的发生过程中起一定作用。雌激素可以使骨髓间质细胞产生 IL-7 减少,从而抑制 B 淋巴细胞增殖。雌激素和泌乳素均能促进抗体产生。除此之外,月经期、低水平雌激素可促进 Th1 细胞介导的免疫反应,卵泡期时,高水平雌激素可促进 Th2 细胞介导的免疫反应。

○ 第三节 主要临床表现 ○

该病起病隐匿,临床表现差异较大,主要分为外分泌腺受累及血管炎所致的局部表现和多系统损伤。

一、局部表现

由于浅表外分泌腺产生病变,导致局部腺体分泌功能下降,从而患者出现局部症状。

（一）口干燥症

常为首发症状,70%～80% 患者会自觉口干,严重时食物刺激或咀嚼也不能增加唾液分泌,进食固体食物需水送服。由于唾液减少,冲洗作用下降,约 50% 的患者会出现多个严重的龋齿,牙齿呈片状脱落,称为"猖獗齿"。约 50% 的患者会出现间歇性腮腺肿痛,少数还可出现下颌腺肿大,若腺体持续肿大且质地变硬,需警惕恶性淋巴瘤。唾液分泌减少,还可出现舌痛、舌面干裂,舌乳头萎缩导致舌面光滑无光泽,呈"牛肉舌"。

（二）干燥性角膜结膜炎

泪腺分泌功能下降会导致干燥性角膜结膜炎,表现为眼干涩、异物感、畏光、少泪等症状,严重时欲哭无泪。由于泪液分泌减少,可并发局部细菌、真菌及病毒感染,引起前葡萄膜炎,严重时可导致角膜溃疡,甚至穿孔、失明。

（三）其他浅表外分泌腺病变

皮肤汗腺萎缩导致皮肤干燥无华、瘙痒;鼻黏膜腺体受累导致鼻黏膜干燥、鼻痂、鼻衄；咽部腺体分泌功能下降导致咽干、声音嘶哑；气管及其分支、消化道黏膜及阴道黏膜等的外分泌腺体均可受累而出现相应的症状。

二、多系统损伤

内脏腺体的萎缩、淋巴细胞浸润及血管炎将导致多系统损伤。

（一）皮肤

皮肤病变的基础为皮肤血管炎，以紫癜样皮疹最为常见，可见于约 1/3 的患者，主要与高球蛋白血症及冷球蛋白血症有关。部分患者还可出现结节性红斑、反复发作的荨麻疹和皮肤溃疡。

（二）关节肌肉

约 70% 的患者可出现关节痛，其中约 10% 的患者可有关节肿痛，多为非侵蚀性的。约 44% 的患者可出现肌痛，少数患者可出现肌无力、肌酶升高、肌电图改变等肌炎表现。

（三）呼吸系统

9%～75% 的患者可出现呼吸系统受累，表现为气道受累和肺间质性病变，偶见胸膜炎及胸腔积液。临床表现为干咳、气短，严重时可因呼吸衰竭死亡。

（四）肾脏

约 30% 的患者会出现肾脏受累，主要累及远端肾小管，表现为肾小管性酸中毒、周期性低钾性肌肉麻痹、肾性尿崩及肾性软骨病等。肾小球受损少见，可表现为一过性的蛋白尿。

（五）消化系统

30%～81% 的患者可出现吞咽困难；胃肠道可因黏膜外分泌腺体病变出现萎缩性胃炎；约 20% 的患者可出现肝损伤，以胆酶升高为主，部分患者可并发自身免疫性肝病，以抗线粒体抗体阳性的原发性胆汁性胆管炎多见；胰腺受累见于约 7% 的患者，慢性胰腺炎和自身免疫性胰腺炎均可见，表现为胰头肿大，外分泌功能减退。

（六）神经系统

约 20% 的患者可出现神经系统受累，中枢神经及外周神经均可受累。外周神经受累多见，可表现为对称性周围神经病和多发性单神经炎，对称性周围神经病常与高 γ 球蛋白血症相关。中枢神经的各个水平均可受累，临床表现多样，局灶性中枢神经系统受累可表现为癫痫发作、运动异常、小脑症状、视神经病变等；多灶性中枢神经系统受累可表现为认知障碍、脑病、痴呆、精神异常、无菌性脑膜炎等；脊髓病变可表现慢性进行性脊髓炎、下运动神经元病、急性横断性脊髓炎等。

（七）血液系统

可表现为白细胞减少、血小板减少，血小板严重减少时可有出血倾向。贫血也较为常见，包括慢性病性贫血、缺铁性贫血及自身免疫性溶血性贫血。易并发淋巴瘤是本病特点之一，其发生率约为正常人群的 40 倍，如出现腮腺、淋巴结及肝脾持续肿大，肺部浸润性病变，高球蛋白血症，低 C4 水平，类风湿因子转阴等，需警惕淋巴瘤的出现。

◎ 第四节 实验室及其他检查 ◎

干燥综合征患者多伴有高球蛋白血症和红细胞沉降率增快。体内可检测出多种自身抗体，包括抗核抗体，抗 SSA 抗体、抗 SSB 抗体等。有血液系统、肾脏、肺脏等受累者，可表现出相应的实验室及影像学改变。

一、实验室常规检查

（一）血常规

血常规的变化没有特异性，可有白细胞、血红蛋白和血小板减少。大约 16% 的患者出现白细胞减低；20% 的患者出现贫血，多为正色素性；13% 的患者出现血小板减少。

（二）尿常规

约 50% 患者有亚临床型肾小管性酸中毒，尿 pH > 6.0，24h 尿 Na^+、K^+、Ca^{2+} 排出增加。部分肾小球损害明显的患者可出现大量蛋白尿。尿 β2 微球蛋白增高提示肾小管受累。

（三）其他

90% 的患者 ESR（红细胞沉降率）增快，6% 的患者 CRP（C 反应蛋白）增高。

二、自身抗体

（一）抗核抗体

抗核抗体（antinuclearantibody，ANA）是以真核细胞的核成分为靶抗原的自身抗体的总称。由于核成分不一，ANA 包含的是一组自身抗体，临床常用的有抗原抗体和抗核酸抗体等，故又称抗核抗体谱（ANAs）。ANAs 可在多种自身免疫疾病中检测出，低滴度的 ANAs 甚至可在感染性疾病、肿瘤性疾病和正常人中出现，也有研究提示 SS 患者 ANAs 阳性率与吸烟相关，因此对于 SS 而言它并不特异。原发性干燥综合征（primary Sjögren's syndrome，pSS）中，间接免疫荧光法检测 ANA 的滴度≥1:320 时有诊断意义，阳性率为 53%～85%，其核型 60% 为斑点型，16% 为均质型，12% 为着丝点型。

（二）抗可溶性核抗原抗体

可用盐酸或磷酸盐缓冲液从细胞核中提取所得的抗原称为可溶性核抗原（extractable nuclear antigen，ENA），为酸性蛋白抗原。ENA 主要包括 RNP（也称 nRNP/U1RNP，U1 小分子细胞核核糖核蛋白）、Sm（取名于发现首例的病人名字 Smith）、SSA、SSB、Scl-70（在十二烷基硫酸钠 - 聚丙烯酰胺凝胶电泳中移动分子量为 70kD 的一种非组蛋白蛋白质）、Jo-1（Jo 是检出此抗体的首位患者姓氏缩写）和 rRNP（核糖体核糖核蛋白）等。其中抗 SSA 和抗 SSB 抗体与 SS 的联系最为密切。在 ANA 阳性的患者中，有 30% 可同时检测出抗 SSA、抗 SSB、RF-IgM（免疫球蛋白 M 型的类风湿因子）。

抗 SSA 抗体的靶抗原 SSA 为核糖核蛋白复合物，由 RNA（核糖核酸）成分与蛋白成分非共价组合而成，抗原的蛋白成分有 60kD 和 52kD 两种（即 Ro60 和 Ro52）。抗 SSA 抗体是诊断 SS 的重要血清标志物，在 SS 中，不同检测方法检测抗 SSA 抗体，其检出率不一，北京协和医院采用不同方法检测 181 例 pSS 患者血清的抗 SSA 抗体阳性率为 51.9%～61.9%。抗 SSA 抗体在系统性红斑狼疮、多发性肌炎 / 皮肌炎、系统性硬化症等其他自身免疫疾病中亦可检出，对 SS 而言并不特异。但抗 SSA 抗体检测结果与 SS 患者唇腺灶性指数显著相关，其阳性结果在一定程度上可提示唇腺病理阳性。抗 SSA 抗体阳性患者腺体外表现明显，易反复出现雷诺现象、皮肤脉管炎和肾脏受累等临床表现。抗 SSA 抗体中，抗 Ro52 抗体单独出现常见于 pSS，在其他自身免疫疾病及间质性肺炎、肺动脉高压和肺癌等疾病中亦可见，因此抗 Ro52 抗体并非 pSS 的特异性指标，但它与 SS 的主要临床表现、组织病理阳性和血清 RF 结果等密切相关。

抗 SSB 抗体亦为诊断 SS 的重要血清标志物，在 pSS 患者中的检出率为 10%～52%，抗 SSB 抗体几乎只出现在抗 SSA 抗体阳性的血清中，抗 SSA 抗体和抗 SSB 抗体同时检出时高度提示 pSS。抗 SSA 抗体和抗 SSB 抗体均为阳性的 SS 患者，其唇唾液腺淋巴细胞浸润程度较单独阳性者更严重。抗 SSB 抗体还可在少数 SLE 患者中出现，检出率为 10%～15%，这类患者多为 SLE

合并 SS。此外，抗 SSB 抗体与器官受累相关，可作为 pSS 预后评估的标志物之一。

（三）类风湿因子

RF 是由于细菌、病毒等感染因子引起体内产生的以变性 IgG（免疫球蛋白 G）的 Fc（可结晶）片段为抗原的一种自身抗体，依其免疫球蛋白类型可分为 IgG、IgM（免疫球蛋白 M）、IgA（免疫球蛋白 A）、IgE（免疫球蛋白 E）和 IgD（免疫球蛋白 D）。RF 在 SS 的诊断中有重要意义，在 2012 年 ACR（American College Rheumatology，美国风湿病学会）推出的 SS 分类标准中，RF 联合 ANA（≥1∶320）被列为血清学诊断标准之一，尤其是对于抗 SSA 和抗 SSB 抗体阴性的 SS 患者的诊断有重要参考价值。RF-IgM 在 pSS 患者中的检出率是 41%～68%。RF 阳性的 pSS 患者较阴性患者更易出现高球蛋白血症、关节症状、皮肤脉管炎、腮腺肿大、雷诺现象、肾脏受累和神经受累等临床症状。

（四）抗毒蕈碱受体 3 抗体

毒蕈碱受体有五个亚型，毒蕈碱受体 3（muscarinic acetylcholine receptor M3，M3R）是一种主要分布于外分泌腺及平滑肌的胆碱能受体，可介导腺体的分泌。抗 M3R 抗体可以长期结合唾液腺上的相应受体，从而使受体对乙酰胆碱的敏感度降低，腺体分泌减少，最终导致 SS 发生。抗 M3R 抗体诊断 SS 的敏感性和特异性分别为 83% 和 97%，且对其他自身抗体阴性的 SS 诊断有参考意义。抗 M3R 抗体阳性常提示患者唇腺损伤较重，可用于患者预后评估。抗 M3R 抗体在间质性膀胱炎、轻度认知障碍、膀胱过度活动症、自发性神经系统功能紊乱、胃肠道受累和泌尿系统受累的 SS 患者中均可检出，推测其可能与平滑肌受累相关。

（五）抗 α- 胞衬蛋白抗体

胞衬蛋白（fodrin）属于膜收缩蛋白家族，由 α 和 β 两个亚单位构成的异质二聚体，α- 胞衬蛋白可被半胱天冬酶 -3 酶降解为 150kD 和 120kD 两个片段，后一片段被认为是 SS 的一个特异性抗原。

有研究发现联合检测 SSA、SSB 和 α- 胞衬蛋白三种自身抗体对 SS 敏感性和特异性分别为 88% 和 90%，与三种自身抗体单独检测相比，特异性相似而敏感性显著提高。抗 M3R 抗体和抗 α- 胞衬蛋白抗体联合检测后，诊断 pSS 的特异性可增高至 93%。抗 α- 胞衬蛋白抗体较抗 Ro 抗体更早出现在 SS 中，与唾液腺中淋巴细胞浸润程度、ESR、高免疫球蛋白血症、病情严重程度相关，阳性结果提示 SS 患者处于疾病早期，可进行治疗。

三、高球蛋白血症

90% 以上 SS 患者有高球蛋白血症，以 IgG 升高为主，与疾病活动度相关；亦可有 IgA 和 IgM 增高，但较为少见，程度也较轻。免疫球蛋白多克隆增高，可引起皮肤紫癜、红细胞沉降率加快等表现。当出现巨球蛋白血症、单克隆性高球蛋白血症、高球蛋白血症转为正常或减低时，需警惕淋巴瘤的可能。

四、X 线及 CT 检查

9%～75% 的患者可出现呼吸系统受累，以间质性肺炎常见，胸部 X 线及 CT（计算机体层摄影）检查可见肺间质纤维化、肺大泡等改变。出现淋巴瘤时可能会有相应部位浸润影。肾小管酸中毒时会出现骨密度降低的表现，严重时可出现病理骨折（图 1-4-1）。

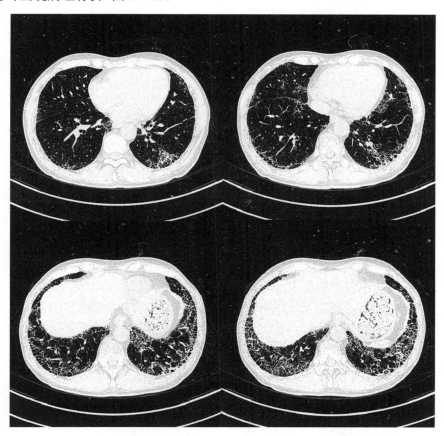

图 1-4-1　双肺纹理增强，透过度减低，见多发网格影，双肺下叶为著

五、泪腺功能检测

（一）Schirmer 试验

用滤纸测定泪流量，以 5mm×35mm 滤纸在 5mm 处折成直角，消毒后放入结囊内，滤纸浸湿长度正常为 15mm/5min，≤5mm/5min 则为阳性。

（二）泪膜破碎时间（BUT 试验）

<10s 为阳性。

（三）角膜染色试验

受试者在试验前不能使用滴眼液，且 5 年内未行角膜手术或眼睑整容术，用 2% 荧光素或 1% 孟加拉红做染色，在裂隙灯下检查角膜染色斑点，一侧 >10 个着色点为不正常。

六、涎腺功能检测

（一）唾液流量

用中空导管相连的小吸盘以负压吸附于单侧腮腺导管开口处，收集唾液分泌量。未经刺激唾液流量 >0.5ml/min 为正常，若 ≤1.5ml/15min 为阳性。

（二）腮腺造影

表现为腮腺管不规则、狭窄或扩张，碘液淤积于腺体末端呈葡萄状或雪花状。

（三）涎腺放射性核素扫描

观察 ^{99m} 锝化合物的提取、浓缩和排泄能力。

七、唇腺活检

pSS 在各器官的共同病理特征是淋巴细胞和浆细胞浸润，从而影响受累器官的功能。唇腺、泪腺、唾液腺、胰腺、肾间质、肺间质、消化道黏膜、肝内胆管等均可出现淋巴细胞浸润，进而导致器官功能受损，其中泪腺、唾液腺受累最多。唇腺活检示≥1 个灶性淋巴细胞浸润 /4mm^2 组织（≥50 个淋巴细胞聚集为 1 个灶），是 2012 年 ACR 分类标准之一。淋巴细胞灶以外的病理改变如腺体萎缩、导管的扩张、其他炎症细胞的浸润均属非特异性改变，不能作为诊断 pSS 的依据（图 1-4-2）。

自身抗体检测、泪腺功能检测及唇腺活检检查对 SS 诊断具有重要意义，血常规、尿常规、免疫球蛋白、红细胞沉降率检测及肺肾等影像学检查对评估疾病活动度及脏器受累情况更有意义。

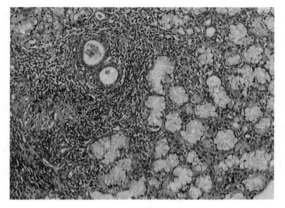

图 1-4-2　涎腺组织一块，大小约 7mm²，可见淋巴细胞、浆细胞浸润灶 3 个

○ 第五节　分类诊断标准 ○

SS 的诊断涉及了免疫学、眼科学、口腔医学三个领域，需要对其临床表现及血清学指标做综合分析，没有单独的诊断金标准。目前国际上有多个标准用于诊断原发性干燥综合征，由于制定年代不一，内容差异大。

一、1975 年旧金山标准

1975 年 Daniels 等首次强调了局灶性涎腺炎在诊断 SS 口干上相对高的特异性和重要性，并强调 50 个单核细胞浸润为 1 个灶，检查时至少观察 4 个腺小叶取得平均灶数。他还强调局灶性涎腺炎与 SS 的关联而非一般非特异的慢性涎腺炎，后者多见于老年人，腺管内为黏液性物质填充，周边中性粒细胞浸润。同年他又将至少 4 个腺小叶检查转为 4mm² 面积内计算灶数。旧金山标准指出诊断 SS 必须进行小唾液腺活检，并且病理示淋巴细胞灶数 FS≥1 为阳性标准。

二、1986 年哥本哈根标准

哥本哈根标准（表 1-5-1）产生于 1986 年的第一次国际 SS 讨论会。该标准未纳入患者的主诉，强调了眼科和口腔科的客观检查。首次提出用放射性核素造影来评估所有唾液腺的功能，并要求干燥性角膜结膜炎和口干燥症的诊断需要满足三项客观检查中至少两项异常。该标准还使用了"原发性"和"继发性"SS的术语。

表 1-5-1　干燥综合征哥本哈根分类标准（1986 年）

（1）干燥性角膜结膜炎

下述 3 项中至少 2 项阳性：① Schirmer 试验；②泪膜干裂时间；③孟加拉红角膜染色：用 Van Bijsterveld 半定量计分法

（2）口干燥症

下述 3 项中至少 2 项阳性：①非刺激性唾液流量；②腮腺造影异常；③唇黏膜活检

注：按上述标准凡具备干燥性角膜结膜炎及口干燥症者可诊为 pSS

三、1986 年圣地亚哥标准

1986 年 Fox 等提出圣地亚哥分类标准（表 1-5-2），着重强调了本病的自身免疫性质，要求诊断必须具备与自身免疫相关的血清学指标及组织病理学结果。除 2 项眼科检查异常及唾液流量减低外，包括唇黏膜活检异常（定为 4 个腺小叶取得的平均灶数为 2 个），且 RF≥1∶320 或抗 SSA/抗 SSB 抗体阳性，可以看出人们已经注意到 pSS 的自身免疫特性。Fox 把有上述口干、眼干及存在自身抗体但未行唇黏膜活检者，定为 pSS 的临床诊断标准（即很可能是 SS）。将只有口眼干燥检查阳性而无自身抗体者（唇黏膜未活检或做后不支持）称之为"干燥症状复合体（siccasymptom complex）"，而不诊断为 SS。

表 1-5-2　干燥综合征圣地亚哥分类标准（1986 年）

（1）原发性干燥综合征

①眼干症状及客观体征

Schirmer 试验＜8mm/5min，孟加拉红角结膜染色示有干燥性角膜结膜炎

②口干症状及客观体征

腮腺唾液流量减低（用 Lashley 杯或其他方法），唇黏膜活检异常（4 个小叶平均计算），淋巴细胞浸润灶≥2 个（≥50 个淋巴细胞聚集为 1 个灶）

③系统性自身免疫病证据

类风湿因子≥1∶320，或

抗核抗体≥1∶320，或

存在抗 SSA（Ro）或抗 SSB（La）抗体

（2）继发性干燥综合征：具备上述的干燥综合征特征，有足够的证据诊断，并有类风湿关节炎/系统性红斑狼疮/多发性肌炎/硬皮病/胆汁性肝硬化

（3）除外结节病，已存在的淋巴瘤、获得性免疫缺陷病及其他已知原因引起角膜干燥或唾液腺肿大

四、1993 年欧洲联盟标准

欧洲联盟标准（表 1-5-3）最初报道于 1993 年，其后的验证报告发表于 1996 年。该分类标准的特点是首次将患者的主诉症状纳入到标准中，另一特点是口、眼客观检查和自身抗体检测要求一项阳性即可，即眼部症状提问（3 问）、口干症状提问、眼客观检查、唇腺活检以及自身抗体抗 SSA/ 抗 SSB 中每一大项中有一小项阳性即可，满足四项即可诊断。根据 Fox 等提出的建议，SS 分类集中增加了一些排除标准，即存在另一结缔组织病、淋巴瘤、获得性免疫缺陷综合征、结节病和移植物抗宿主病。

欧洲标准区分了原发性和继发性 SS，避免了使用"确定的 / 可能的 SS"的概念。该标准第一次尝试使用统计学方法研究 SS 的分类标准，这个方法已经用于定义其他风湿疾病。通过综合分析主观症状，客观标准，组织学检查以及血清学数据，相比单项试验有明显的优势，因此标准具有较高的敏感性和特异性。

欧洲的 SS 分类标准具有争议性，争论的关键点在于没有自身抗体或者阳性唇唾液腺活检的情况下，也能够满足标准 SS 的诊断。此外，六项标准中有两项是主观症状，一方面，药物、年龄、焦虑等其他情况导致的口眼干燥症状易导致误诊；另一方面，疾病起始期口眼干燥症状不明显并且较少出现特征性抗体会导致诊断困难。

表 1-5-3　干燥综合征的欧洲联盟标准（1993 年）

原发性干燥综合征：具备以下至少 4 项	
①干眼症状（至少 1 项存在）	④唾液腺被累及的证据（至少 1 项存在）
每天持续性、不适地眼干，已超过 3 个月	唾液腺扫描
反复地有沙进入眼中摩擦的感觉	腮腺造影
需用眼泪代用品超过每日 3 次	非刺激性唾液流量≤1.5ml/15min
②口腔症状（至少 1 项存在）	⑤实验室异常（至少 1 项异常）
每天感觉口干，至少已 3 个月	抗 SSA 或抗 SSB 抗体
反复唾液腺肿大	抗核抗体
进干食物时需喝液体帮助送下	IgM 类风湿因子（抗 IgG Fc）
③眼干燥客观证据（至少 1 项存在）	
Schirmer 试验	
孟加拉红角膜染色	
泪腺活检示淋巴细胞浸润灶分≥1	

五、1996年董怡标准

1996年董怡等结合我国SS患者的特点和基层医院的实际情况，制定了针对国人的分类标准（表1-5-4）。该标准把特异性较强的抗SSA和抗SSB抗体列为主要指标。由于唇腺活检在较基层的医院很难进行，且容易遭到患者的拒绝，因此，选为次要指标。另外，由于我国SS患者的系统性受损较西方文献报道的多且重，因此将特异性较强的肾小管酸中毒和高球蛋白血症性紫癜列为诊断指标。

表1-5-4　干燥综合征的董怡标准（1996年）

（1）原发性干燥综合征
主要指标：抗SSA或SSB抗体阳性
次要指标：
眼干和/或口干（持续3个月以上）
腮腺肿大（反复或持续性）
猖獗齿
Schirmer试验≤5mm/5min或角膜荧光染色阳性
自然唾液流率≤0.03ml/min或腮腺造影异常
唇腺活检异常
肾小管酸中毒
高球蛋白血症或高球蛋白血症性紫癜
类风湿因子阳性
抗核抗体阳性
（2）除外其他结缔组织病、淋巴瘤、艾滋病、淀粉样变和移植物抗宿主反应

　　诊断pSS患者需符合标准中的1项主要指标及至少3项次要指标，或符合标准中的至少5项次要指标。

六、2002年国际分类标准

2002年美国欧洲合作联盟对最初的欧洲联盟标准做出修正，提出了两家共识的美欧共识（American and European Consensus Group classification，AECG）标准（表1-5-5，表1-5-6），并在第八届SS国际研讨会上得到较为广泛的接受，是目前应用最为广泛的国际分类标准。本标准基本保留了圣地亚哥标准的理念，不同的是不再要求唇腺活检及血清学皆阳性，要求必须具备自身免疫表现，即小唾液腺活检阳性或者血清学抗体阳性才能诊断为SS。另外，AECG标准中增加了某些特定的规范，使分类标准项目定义得更加准确并且测试更广泛的适用。如特别指定 Schirmer I 试验应该按照欧洲和日本的传统在未麻醉闭眼的情况下使用标准的条形纸进行测试。此外，许多国家不能使用 Rose Bengal（孟加拉红）染色，建议使用其他的眼睛染色方法来替代它。因此与最初欧洲标准相比，本标准有较低的敏感性（89.5% vs 97.4%）和较高的特异性（95.2% vs 89.4%）。最后，美欧共识标准把丙肝病毒列入排除标准，这种患者的干燥症状是病毒的肝外表现，需要和原发性 SS 辨别。

表 1-5-5　2002 年干燥综合征国际分类标准

Ⅰ.口腔症状 3 项中有 1 项或 1 项以上
　　1.每日感到口干持续 3 个月以上
　　2.成年后腮腺反复或持续肿大
　　3.吞咽干性食物时需用水帮助
Ⅱ.眼部症状 3 项中有 1 项或 1 项以上
　　1.每日感到不能忍受的眼干持续 3 个月以上
　　2.有反复的砂子进眼或砂磨感觉
　　3.每日需用人工泪液 3 次或 3 次以上
Ⅲ.眼部体征下述检查任 1 项或 1 项以上阳性
　　1.Schirmer I 试验（+）（≤5mm/5min）
　　2.角膜染色（+）（≥4van Bijsterveld 计分法）
Ⅳ.组织学检查：下唇腺病理示淋巴细胞灶≥1（指 4mm² 组织内至少有 50 个淋巴细胞聚集于唇腺间质者为一个灶）
Ⅴ.唾液腺受损下述检查任 1 项或 1 项以上阳性
　　1.唾液流率（+）（≤1.5ml/15min）
　　2.腮腺造影（+）
　　3.唾液腺同位素检查（+）
Ⅵ.自身抗体血清抗 SSA 和 / 或抗 SSB（+）

表 1-5-6　上述项目的具体分类

1.原发性干燥综合征　无任何潜在疾病的情况下,有下述 2 条则可诊断:
　　a.符合表 1-5-5 中 4 条或 4 条以上,但必须含有条目Ⅳ（组织学检查）和 / 或条目Ⅵ（自身抗体）
　　b.条目Ⅲ、Ⅳ、Ⅴ、Ⅵ中任 3 条阳性
2.继发性干燥综合征　患者有潜在的疾病（如任一结缔组织病）,而符合表 1-5-5 的Ⅰ和Ⅱ中任 1 条,同时符合Ⅲ、Ⅳ、Ⅴ中任 2 条
3.必须除外颈、头面部放疗史,丙肝病毒感染、AIDs（获得性免疫缺乏综合征）、淋巴瘤、结节病、GVH（移植物抗宿主）病、抗乙酰胆碱药的应用（如阿托品、莨菪碱、溴丙胺太林、颠茄等）

七、2012 年 ACR 分类标准

随着生物制剂逐渐应用于临床，其诱发肿瘤、结核、乙型肝炎等的不良反应也越来越为人们所重视。考虑到生物制剂应用于干燥综合征患者的可能性，不管是在治疗上还是临床试验上，都需要有一个更为严格且特异的分类标准。在这种情况下，ACR 于 2012 年公布了新的干燥综合征分类标准（表 1-5-7），用可靠的客观检查，更加严格地限定了干燥综合征的分类。该标准以三个客观检查，即血清学、眼睛以及唾液腺检查作为评估 SS 的三个主要方面。满足三项中的两项即可诊断 SS。

表 1-5-7　2012 年干燥综合征 ACR 分类标准

具有干燥综合征相关症状和体征患者如能满足以下三条标准中至少两条即可诊断
1. 抗 SSA/ Ro 和 / 或抗 SSB/ La 阳性或 RF 阳性和 ANA≥1：320
2. 唇腺活检显示局灶性淋巴细胞性唾液腺炎，其灶性指数≥1 个淋巴细胞灶 /4mm²
3. 干燥性角膜炎，眼染色评分≥3 分（假设该个体目前并不是每日应用眼药水治疗青光眼及过去 5 年里没有做过角膜手术或者眼睑整容手术）

ACR 标准在血清学方面指出，除了抗 SSA/Ro 和 / 或 SSB/La 抗体，RF 阳性和 ANA≥1：320 的同时存在对于原发性干燥综合征的诊断有重要意义。研究得出 ANA 虽然没有特异性，但在抗 SSA/Ro 和 SSB/La 阴性时，RF 阳性并且 ANA 高效价（≥1：320）可以作为抗 SSA/Ro 和 SSB/ La 阳性的替代标准来诊断疾病，将 RF 和高效价 ANA 纳入标准中能够增加诊断标准的敏感性，同时不会降低诊断特异性。

正确诊断干燥性角膜结膜炎（keratoconjunctivitis sicca，KCS）对 SS 的诊断意义重大，新的标准修改了以前的评分系统，提出了一个简单的定量干眼评分方法——OSS 染色评分方法，此评分标准相对于之前的评分标准更省时间并且重视临床相关性。

新的分类标准的排除诊断纳入了 IgG4 相关性疾病，IgG4 相关性疾病是在 2003 年由日本学者 Kamisawa 等首次提出，此类疾病是以多个器官出现肿胀性病变、血清 IgG4 水平显著升高、大量 IgG4 阳性浆细胞在组织中浸润为主要特点，可累及泪腺、颌下腺、胰腺、腹膜后组织、胆管等多个器官或组织，导致受累脏器肿胀、增大。其中累及泪腺和唾液腺的被称 IgG4 相关性米古利兹病（Mikulicz's disease，MD）。MD 曾被归为干燥综合征的亚型，但近年的研究

发现 MD 是一种 IgG4 相关性疾病,与 SS 有着显著的不同。

ACR 标准不包括口眼干燥的主观症状,主观症状相对于客观检查特异性低,所以此标准具有很高的特异性,因此更适合应用于强调较高特异性、减少药物相关毒性风险的严格研究。

八、2016 年 ACR/EULAR 分类标准

1965 年首次提出 pSS 概念至今,已有 10 余种关于 SS 的分类诊断标准。过去的 10 年间,2002 年 AECG 制定的分类标准及 2012 年 ACR 分类标准,在临床及科研应用最为广泛,但没有一个分类标准是 ACR 及欧洲抗风湿病联盟(EULAR)所共同支持的,故越来越多的专家认识到制定一个国际统一的 SS 分类标准的必要性。因此,在 2012 年,来自 SICCA 团队和 EULAR 干燥综合征特别小组的研究者共同成立了一个国际干燥综合征标准工作小组,他们的目标就是结合 ACR 分类标准和 AECG 分类标准两者的特征,制定一项 ACR 和 EULAR 均认可的关于 pSS 的国际统一分类标准(表 1-5-8)。这项最新的 pSS 分类标准同步发表在 2016 年 10 月 Annals of the Rheumatic Diseases 杂志和 2017 年 1 月 Arthritis & Rheumatology 杂志上。

ACR/EULAR 标准的改进主要体现在以下两方面:①对每条分类条目进行打分,给予不同的权重;②血清中抗 SSB/La 抗体不再作为 pSS 的分类条目。该标准与 2012 年 ACR 标准的区别主要有以下几方面:①增加了 Schirmer 试验和自然唾液流率作为分类条目;②在角膜染色实验中,将 van Bijsterveld 评分作为 Ocular Staining Score 评分的备选方案;③删除原分类标准中的高滴度 ANA 和 RF 阳性的条目。与 2002 AECG 标准的差别主要体现在以下几方面:①将眼部和口腔症状作为纳入标准而非分类标准条目;②在角膜染色实验中,ocular staining score 评分作为 van Bijsterveld 评分的备选方案;③删除原分类标准中腮腺造影和唾液腺同位素检查。ACR/EULAR 标准的排除条件也发生了变化:①增添了 IgG4 相关疾病;② HCV 感染需经 PCR 检测证实;③允许对已确诊为淋巴瘤的患者进行诊断(鉴于有时 SS 诊断晚于淋巴瘤的发生)。

该分类标准在进一步的队列验证过程中也获得了较为理想的结果,因此,该标准受到了 ACR 和 EULAR 的共同认可。作为今后 pSS 临床研究的国际统一分类标准,该标准是否同时也适用于其他自身免疫性疾病相关 SS 的诊断,这一点还需要进一步的研究加以证实。

表 1-5-8　2016 年干燥综合征 ACR/EULAR 分类标准

项目	得分
唇腺、唾液腺灶性淋巴细胞性涎腺炎，灶性指数≥1 个 /4mm^2	3
抗 SSA/Ro 抗体阳性	3
至少一只眼睛 OSS≥5（或 VB 得分≥4）	1
至少一只眼睛 Schirmer 试验≤5mm/5min*	1
非刺激性全唾液流率（UWS）≤0.1ml/min	1

* 常规服用抗胆碱能药物的患者评估唾液腺能力不全和眼干的客观体征前需停药时间足够长

上述项目得分≥4 诊断为 pSS

pSS 诊断前入选标准：

1. 眼干或口干的症状（≥1 项）

①白天持续的、令人烦恼的眼干症状≥3 个月

②眼睛反复出现砂砾感

③人工泪液使用次数>3 次 / 天

④口干≥3 个月

⑤吞咽干性食物需要频繁饮水辅助

2. EULAR 干燥综合征疾病活动度（ESSDAI）指数问卷调查疑似 SS 的患者至少有一项为阳性。

pSS 排除标准：①头颈部放射治疗史；②活动性 HCV 肝炎（PCR 检查）；③艾滋病；④结节病；⑤淀粉样变；⑥移植物抗宿主病；⑦IgG4 相关疾病。

九、不同时期标准的比较

不同时期的 SS 分类诊断标准汇总如下表（表 1-5-9）：

表 1-5-9　不同时期的 SS 分类诊断标准汇总

	哥本哈根 1986	圣地亚哥 1986	EULAR 1993	董怡 1996	AECG 2002	ACR 2012	ACR/ EULAR 2016
眼干症状			眼干 / 磨砂感 / 人工泪液	眼干	眼干 / 磨砂感 / 人工泪液		
口干症状			口干 / 腮腺肿 / 吞咽苦难	口干 / 腮腺肿 / 猖獗齿	口干 / 腮腺肿 / 吞咽苦难		
眼部体征	Schirmer/ 角膜染色 / 泪膜干裂时间	Schirmer/ 角膜染色	Schirmer/ 角膜染色 / 泪腺活检	Schirmer/ 角膜染色	Schirmer/ 角膜染色	角膜染色	Schirmer/ 角膜染色
唾液腺	唾液流率 / 腮腺造影	唾液流率	唾液流率 / 腮腺造影 / 唾液腺扫描	唾液流率 / 腮腺造影	唾液流率 / 腮腺造影 / 唾液腺同位素		唾液流率

	哥本哈根 1986	圣地亚哥 1986	EULAR 1993	董怡 1996	AECG 2002	ACR 2012	ACR/EULAR 2016
自身抗体		SSA/SSB/RF/ANA	SSA/SSB/RF/ANA	SSA/SSB+RF/ANA/Ig	SSA/SSB	SSA/SSB/RF＋ANA	SSA
病理肾脏	唇腺活检	唇腺活检		唇腺活检 肾小管酸中毒	唇腺活检	唇腺活检	唇腺活检
满足条件	眼干体征≥2条,唾液受损＋病理≥2条	眼干症状及体征＋口干症状及病理＋自身抗体	具备≥4项	SSA/SSB 加其他至少3条,或满足其他至少5条	组织学或自身抗体加任意3条,以及病理、自身抗体、唾液受损、眼部体征中任3条	≥2项	得分≥4 病理及抗体各3分,眼部体征各1分,唾液流率1分
继发标准		满足SS,合并其他CTD(结缔组织疾病)			眼干、口干症状1条＋病理、唾液受损、眼部体征中任2条		
其他		除外结节病、淋巴瘤、艾滋病等		除外其他CTD、淋巴瘤、艾滋病、淀粉样变等	除外感染、药物、淋巴瘤、放疗、结节病等		除外:头颈部放射治疗史、活动性HCV肝炎、艾滋病、结节病、淀粉样变、移植物抗宿主病、IgG4相关疾病

◎ 第六节 西医治疗现状 ◎

目前西医对于该病的治疗主要是缓解症状,延缓疾病进展,延长患者生存期,尚无根治方法。其治疗包括局部治疗、系统性治疗。

一、局部治疗

主要针对其外分泌腺受累所致的口干、眼干等症状进行的治疗，包括人工泪液、人工唾液、增加空气湿度及刺激唾液腺分泌等方法。

二、系统性治疗

主要针对其内脏腺体病变及血管炎导致的多系统损伤进行性的治疗。包括糖皮质激素、免疫抑制剂（甲氨蝶呤片、来氟米特片、环磷酰胺、环孢素、霉酚酸酯等）、免疫调节剂（硫酸羟氯喹片）、免疫球蛋白、生物制剂（TNF-α 抑制剂、抗 CD20 单抗）等的应用。

◎ 第七节　中医学对该病的认识 ◎

干燥综合征在中医学文献中无相似的病名记载，但其复杂的临床表现在许多古典医籍中有类似描述。无论其原发或继发者，往往伴发许多脏腑病变，因此很难明确其属于某一病证。有人认为本病宜归属"燥证"范畴；有人认为因其可累及周身故称为"周痹"；关节疼痛尽属于"痹证"；有脏腑损害者如肾、肝等受损，称之为"脏腑痹"；近年全国中医痹病专业委员会所著的《痹病论治学》称本病为"燥痹"。

燥气致痹，首见于《路志正医林集腋·痹病杂谈一组·燥痹论治》一书。次则见于《痹病论治学·干燥综合征》。此后《中国痹病大全》收入，并认为："风寒伤人能化热，风热伤人能化燥。热则耗液，燥则伤津。病初起在经络、在体表。络脉痹阻而关节、肌肉疼痛，体表燥热则少泪、少涕、少唾、少汗而肤痒。"

历代古籍中无"燥痹"病名，但与本病相关的论述，可散见于各家医著中。《素问·阴阳应象大论》篇有"燥胜则干"的记载。金代刘完素在《素问玄机原病式》中有"诸涩枯涸，干劲皴揭，皆属于燥"的论述，指出了燥病的特点。有的从感邪方面进行阐述，如《素问·五常政大论》云："阳明司天，燥气下临，肝气上从，苍起木用而立，土乃眚。凄沧数至，木伐草萎，胁痛目赤，掉振鼓栗，筋痿不能久立。"明确指出阳明燥金司天，燥气当令，肝木受制而从金化并为金用，土干地裂，凉气数至，草木凋枯。感其气则出现胁痛、目赤、头眩、战栗、筋痿不能久立等病症。并在本篇首先提出"燥毒"之论，指出燥盛不已，酝酿成毒，煎灼津液，阴损益燥。

津液耗夺亏损，人体皮肤、四肢、脏腑失于濡养，正常敷布运行代谢失调，导致内外津涸液干。正如《医门法律》中所言："燥盛则干。夫干之为害，非遍赤地千里也，有干于外而皮肤皱揭者，有干于内而精血枯涸者，有干于津液而荣卫气衰、肉烁而皮著于骨者，随其大经小络所属上下中外前后，各为病所。"对燥邪所犯做了较详细的论述。张景岳则提出燥邪之气虽属外邪之类，但有阴阳之别，从阳者是因于火，从阴者原发于寒，而热则伤阴，必累及于脏，寒则伤阳，必及于经。此因有表里不同之故，必辨明后方能论治。

在治疗方面，《素问·至真要大论》提出寒温之不同，因此又有"燥化于天，热反胜之，治以辛寒，佐以苦甘"和"燥淫于内，治以苦温，佐以甘辛"之别。汪瑟庵认为燥证之患，相传路径不多，因治法较简单，初用辛凉，继之用甘凉，燥证喜柔润而忌苦燥之品，因苦燥伤阴之故。

明代张景岳提出燥盛则伤阴，因此治疗当以养营补阴为主。然如秋令太过，金气盛而风从之伤人肌表者，又当投轻扬温散之剂。此燥由阴生之故，正如他在《景岳全书》中所云："盖燥盛则阴虚，阴虚则血少。所以或为牵引，或为拘急，或为皮肤风消，或为脏腑干结。此燥从阳化，营气不足而伤乎内者也。治当以养营补阴为主。若秋令太过，金气胜而风从之，则肺先受病，此伤风之属也。盖风寒外束，气应皮毛，故或为身热无汗，或为咳嗽喘满，或鼻塞声哑，或咽喉干燥。此燥以阴生，卫气受邪而伤乎表者也。治当以轻扬温散之剂，暖肺去寒为主。"阐述了内伤燥邪与外感燥邪的不同，治法亦异。

至清代，随着温病学说的发展，对燥邪致病又有了较深刻的认识。王孟英从五气方面对燥邪进行论述，他说："以五气而论，则燥气为凉邪，阴凝则燥，乃其本气但秋承夏后，火之余炎未息，若火既就之，阴竭则燥，是其标气。治分温润、凉润二法。"

叶天士指出，秋燥之证，颇与春月风温相似。温自上受，燥亦自上伤，均是肺先受病。但春月为病，犹冬藏固密之余而秋令感伤，是夏热发泄之后，其体质虚实不同。起治肺为先，当投以辛凉甘润之剂，气燥自平而愈。若果属暴凉外束，只宜葱豉汤，或苏梗、前胡、杏仁、枳壳、桔梗之属。延绵日久，病必入血分，又非轻浮肺药可治，审体质证候。总之，上燥治气，下燥治血。慎勿用苦燥之品，以免劫烁胃津。对燥邪致病作了较全面的论述。

路志正不仅明确地提出"燥痹"病名，并在他的《路志正医林集腋》中，对燥痹的发病及治疗阐述尤详。文中指出，外燥致痹多兼风热之邪，其治当滋阴润燥，养血祛风，方用滋燥养荣汤加减；内燥血枯，酌用活血润燥生津散（当归、芍药、熟地、麦门冬、天门冬、瓜蒌、桃仁、红花)加减；因误治而成者，既有津血亏耗，阴虚内热，又多兼湿邪未净之证，其治较为棘手，滋阴则助湿，祛湿则伤津，故应以甘凉平润之品为主，佐以芳香化浊，祛湿通络，方用玉女煎去熟地，加生地、玄参、藿香、茵陈、地龙、秦艽等；对素体阴亏者，当滋补肝肾，健脾益气，以"肾主五液""肝主筋""脾为气血生化之源"故也，方用一贯煎加减，何首乌、肉苁蓉、鸡血藤、怀牛膝、山药、白扁豆等药可随证加入。他反复强调指出："燥痹以阴血亏虚、津枯液涸、筋脉关节失濡为主要病机，治疗当以滋阴润燥为急。即有兼夹之邪，也应在滋阴润燥的基础上佐以祛邪，不可喧宾夺主。"

西医学对干燥综合征的认识、诊断及治疗等在日臻完善，风湿免疫科临床医生诊疗水平亦在逐步提高。但作为临床医师，对中医学治疗干燥综合征方面的应用及优势了解尚浅，后续章节将逐步阐述中医学在干燥综合征方面的临床应用。

参 考 文 献

[1] 陈寿坡，蒋明，刘彤华，等. 干燥综合征对胃肠道和胰腺外分泌功能的影响 [J]. 中华内科杂志，1987, 26: 698-700.

[2] 张顺华，卞爱玲，赵岩，等. 角膜结膜染色评分新方法在原发性干燥综合征的应用 [J]. 中华临床免疫和变态反应杂志，2013, 7(2): 134-138.

[3] BiasiD, Caramaschi P, Ambrosetti A, et al. Mucosa-associated lymphoid tissue lymphoma of the salivary glands occurring in patients affectedby Sjögren's syndrome: report of 6 cases[J]. Acta Haematol, 2001, 105(2): 83-88.

[4] Daniels TE, Silverman S Jr, Michalski JP, et al. The oral component of Sjögren's syndrome[J]. Oral Surg Oral Med Oral Pathol, 1975, 39(6): 875-885.

[5] Ferraccioli G, Damato R, De Vita S, et al. Haematopoietic stem cell transplantation(HSCT) in a patient with Sjögren's syndrome and lung malt lymphoma cured lymphoma not the autoimmune disease[J]. Ann Rheum Dis, 2001, 60(2): 174-176.

[6] Daniels TE. Labial salivary gland biopsy in Sjögren's syndrome. Assessment as a diagnostic criterion in 362 suspected cases[J]. Arthritis Rheum, 1984, 27(2): 147-156.

[7] Fox RI. Fifth international symposium on Sjögren's syndrome[J]. Arthritis Rheum, 1996, 39(2): 195-196.

[8] Fife RS, Chase WF, Dore RK, et al. Cevimeline for the treatment of xerostomia in patients with Sjögren syndrome: a randomized trial[J]. Arch Intern Med, 2002, 162(11): 1293-1300.

[9] Huo AP1, Lin KC, Chou CT. Predictive and prognostic value of antinuclear antibodies and rheumatoid factor in primary Sjögren's syndrome[J]. Int J Rheum Dis, 2010, 13(1): 39-47.

[10] Voulgarelis M, Moutsopoulos HM. Mucosa-associated lymphoid tissue lymphoma in Sjögren's syndrome: risks, management, and prognosis[J]. Rheum Dis Clin North Am, 2008, 34 (4): 921-933.

[11] Tan EM, Cohen AS, Fries JF, et al. The 1982 revised criteria for the classification of systemic lupus erythematosus[J]. Arthritis Rheum, 1982, 25 (11): 1271-1277.

[12] Fox RI, Robinson CA, Curd JG, et al. Sjögren's syndrome. Proposed criteria for classification[J]. Arthritis Rheum, 1986, 29 (5): 577-585.

[13] Manthorpe R, Oxholm P, Prause JU, et al. The Copenhagen criteria for Sjögren's syndrome[J]. Scand J Rheumatol Suppl, 1986, 61: 19-21.

[14] Skopouli FN, Drosos AA, Papaioannou T, et al. Preliminary diagnostic criteria for Sjögren's syndrome[J]. Scand J Rheumatol Suppl, 1986, 61: 22-25.

[15] Arnett FC1, Edworthy SM, Bloch DA, et al. The American Rheumatism Association 1987 revised criteria for the classification of rheumatoid arthritis[J]. Arthritis Rheum, 1988, 31 (3): 315-324.

[16] Vitali C, Bombardieri S, Moutsopoulos HM, et al. Preliminary criteria for the classification of Sjögren's syndrome. Results of a prospective concerted action supported by the European Community[J]. Arthritis Rheum, 1993, 36 (3): 340-347.

[17] Fox RI, Saito I. Criteria for diagnosis of Sjögren's syndrome[J]. Rheum Dis Clin North Am, 1994, 20 (2): 391-407.

[18] Asmussen K, Andersen V, Bendixen G, et al. A new model for classification of disease manifestations in primary Sjögren's syndrome: evaluation in a retrospective long-term study[J]. J Intern Med, 1996, 239 (6): 475-482.

[19] Vitali C, Bombardieri S, Jonsson R, et al. Classification criteria for Sjögren's syndrome: a revised version of the European criteria proposed by the American-European Consensus Group[J]. Ann Rheum Dis, 2002, 61 (6): 55.

[20] Fujibayashi T, Sugai S, Miyasaka N, et al. Revised Japanese criteria for Sjögren's syndrome (1999): availability and validity[J]. Mod Rheumatol, 2004, 14 (6): 425-434.

[21] Ramos-Casals M, Brito-Zerón P, Perez-De-Lis M, et al. Sjögren syndrome or sjögren disease? The histological and immunological bias caused by the 2002 criteria[J]. Clin Rev Allergy Immunol, 2010, 38 (2-3): 178-185.

[22] Shiboski SC, Shiboski CH, Criswell L, et al. American College of Rheumatology classification criteria for Sjögren's syndrome: a data-driven, expert consensus approach in the Sjögren's International Collaborative Clinical Alliance cohort[J]. Arthritis Care Res (Hoboken), 2012, 64 (4): 475-487.

[23] Baldini C, Talarico R, Tzioufas AG, et al. Classification criteria for Sjögren's syndrome: a critical review[J]. J Autoimmun, 2012, 39 (1-2): 9-14.

[24] Bournia VK, Vlachoyiannopoulos PG. Subgroups of Sjögren syndrome patients according to serological profiles[J]. J Autoimmun, 2012, 39 (1-2): 15-26.

[25] Ter Borg EJ1，Risselada AP，Kelder JC. Relation of systemic autoantibodies to the number of extraglandular manifestations in primary Sjögren's Syndrome：a retrospective analysis of 65 patients in the Netherlands[J]. Semin Arthritis Rheum，2011，40（6）：547-551.

[26] Fauchais AL，Martel C，Gondran G，et al. Immunological profile in primary Sjögren syndrome：clinical significance，prognosis and long-term evolution to other auto-immune disease[J]. Autoimmun Rev，2010，9（9）：595-599.

[27] 李梦涛，赵岩，郑文洁，等. 抗 SSA 抗体在原发性干燥综合征的诊断价值 [J]. 中华内科杂志，2010，49（45）.

[28] Lyons R，Narain S，Nichols C，et al. Effective use of autoantibody tests in the diagnosis of systemic autoimmune disease[J]. Ann N Y Acad Sci，2005，1050：217-228.

[29] 方万，何菁，姚中强，等. 抗毒蕈碱受体 3 多肽抗体测定在干燥综合征诊断中的意义 [J]. 中华风湿病学杂志，2008，12（4）：226-229.

[30] Dawson L1，Tobin A，Smith P，Gordon T. Antimuscarinic antibodies in Sjögren's syndrome：where are we，and where are we going?[J]. Arthritis Rheum，2005，52（10）：2984-2995.

[31] 蔡逸婷，刘庆中，赵超，等. 联合检测抗 α 合胞衬蛋白、抗 SSA 和抗 SSB 抗体在干燥综合征诊断中的应用 [J]. 现代免疫学，2012，4（2）：91-96.

第二章 从脾论治

◎ 第一节 中医学对干燥综合征的学术认识 ◎

万物皆有联系，世上没有绝对孤立的事物，每一事物或现象都同其他事物或现象相互联系。中医学的整体观念也是如此，就干燥综合征而言，不能"头痛医头，脚痛医脚"，要从人这个整体的角度来看待疾病，并且要把自然、社会环境对机体的影响考虑在内，才能完整地判断病人的状态，进而诊治才能有效。万物皆有规律，中医学就是通过认识疾病的内在规律，也就是病机，来诊治疾病。对于干燥综合征，相似的疾病表现，提示了病机的趋同性，抓住这种规律，就能够做到辨证施治之时有的放矢，疗效才能更显著。本节也是基于以上两点来阐述笔者对于干燥综合征的中医认识。

一、概述

干燥综合征的发病率逐年增高，已成为自身免疫性疾病中的常见病、多发病。本病同时可累及全身多个系统，引起内脏损害，因此在影响患者生活质量的同时，也严重危害身体健康。本病的发病机制尚未完全明确，西医学治疗本病以缓解症状、延缓疾病进展和延长患者生存期为主，尚无根治的方法。中医学对于本病的治疗有较好的疗效，并越来越被临床所重视。中医学对于本病的症状早有记载，历代医者各有论述，中医学认为本病为虚实夹杂之证，阴虚为本，燥热为标，在疾病发生、发展的不同阶段，标本虚实各有偏胜。病因多责之燥邪侵袭、先天禀赋不足、情志不畅等，诸因所致脏腑阴阳气血失调而发为本病。

二、干燥综合征的中医病因

（一）燥邪致病

中医学对本病早有相应的论述，比如在《素问·阴阳应象大论》中就首次提出了"燥胜则干"的论点，文中认为本病的病机是燥邪损耗了人体的津液，进而导致机体功能失调而出现各种"干"的症候表现。金元四大家之一的刘完素则从象立论，将《素问》中的"干"进一步延伸，补论谓之"诸涩枯涸，干劲皴揭，皆属于燥"，这是对燥证病机的精确描述及补充。清朝名医石寿棠对"燥湿"尤有心得，曾言"燥湿二气为百病纲领"，他在《医原》中突出论述了燥证的理论，书中言："寒搏则燥生，热烁则燥成……热蒸则湿动，寒郁则湿凝，是寒热皆能化为燥湿也。"他认为寒热诸邪均能导致燥证。书中还论述了四季之燥以及外燥、内燥等观点，对后世颇有启迪。诸代医家也论述了"燥证"的病因，可分为内燥和外燥。如近代宋鹭冰指出外燥即"秋月燥气"，燥邪伤及肺卫，进而演变为燥伤津血；而内燥则源于"生于热者、生于寒者，但总不外津液精血枯竭而为病"，进而可导致为"阴虚血燥、津枯肠燥和五脏内燥"。总之，所谓"燥邪致病"，或寒、或热、或风，不论哪一种致病因素，不外乎外感、内伤两个方面。所谓外感者，四季皆可有之，如久旱之时，燥气过盛；风木之季，燥气有之；暑季干热，燥气偏盛；深秋偏亢，燥气之属；太阳寒水，干冷亦燥。其燥邪袭人之始，必先伤人上焦之气，肺金应燥，此时令燥邪之为患，病性多属实；内伤者则多为素体肺、胃、肾亏虚，此因肺为津液输布之源，胃为津液生化之本，肾为敷布生化之根，进而导致其人阴虚津亏，或再外受燥（热）之邪侵袭，此时内外燥合邪而上攻为病，其攻于目则双目干涩、赤肿、迎风流泪，攻于鼻则鼻痒干燥、结痂，攻于口则口干咽燥、咽痒不适、多饮而不能止干，犯于肺则导致肺失清肃，其发为咳嗽、气急。内外邪气胶着缠绵，日久就会导致燥毒蕴结而为舌下、颌下结肿等症。

（二）先天禀赋不足

现代医学研究认为，本病有遗传易感性，基因及表观遗传异常的患者在特定因素刺激下发病，这一点与中医学的先天禀赋不足相似。中医学认为，肾为先天之本，肾中之真阴乃生命之源，脏腑之阴皆赖于肾中真阴的滋生濡养以及肾阳的蒸腾气化作用。如若肾中真阴亏虚，就会导致各脏腑之阴失去了滋养之源，进而不能充分滋养濡润四肢百骸、五官九窍，从而表现为一派阴虚内燥之象。此如《素问·逆调论》所云："肾者水脏，主津液。"肾气盛则津液足，肾气衰则津液衰。从干燥综合征的临床表现来看，大部分患者在表现出明显的口、眼干燥症状之前，往往先表现出神疲乏力、腰膝酸软、头晕健忘等症状，女性患者则表现有性欲淡漠、月经不调、月经稀发甚至绝经等。另外流行病学调查发现，从发病年龄上看，本病的患者多见于 40 岁以上的妇女，《素问·阴阳应象大论》中说"年四十，而阴气自半也"，意思是说，人到 40 岁左右，肾中精气就衰减一半了，这里的"阴气"指的就是肾气。此时女性天癸由盛转衰，天癸渐竭则会导致冲任空虚，正气抵御外邪的力量显著下降，此时如复遇燥邪，则燥邪乘虚而入，或遇热毒湿邪、风寒湿气，诸般邪气入里而化燥伤阴，而脏腑阴阳失调、阴虚阳盛的机体状况，则导致阴伤津亏、变生燥热而发为病。这些证候特点反映了肾虚精亏是干燥综合征发病的重要条件。中医学素来认为肝肾同源，如果肾阴亏虚，则会导致水不涵木，肝失涵养，可导致肝阴亏虚，肝开窍于目，则症见双目干涩；肾阴不足，则不能上济心火，乃致水火不能相济则心火上炎，舌为心之苗，其症见口干舌燥；肾阴亏虚，则不能上承润肺，其致肺肾阴虚之象，肺开窍于鼻，症见鼻燥口干，咽痒干咳。脾乃后天之本，有赖元阴之滋养，肾阴亏虚，则脾胃失充而脾胃阴虚，乃致脾不能为胃行其津液，故见胃燥津枯之象。且肾水不足，脾胃失其所养，则津液化生无源，输布失调，进而亦致津枯血燥，外至诸窍、皮毛，内至五脏六腑，皆失于濡养，症见口眼干燥，关节疼痛等。当然，虽言肾为先天之本，研究也支持肾阴亏虚与本病发病有密切联系，但也要考虑到所谓先天是指机体的一般生理状态，这一状态对于一类特定的邪气表现出相似的病理状态。本病的致病因素不同，包含了机体对情志刺激的反应状态，对气血紊乱状态的自体调燮，对阴阳失衡的自谐等状况的不同，进而发生阴虚津亏、燥热亢胜的病理状态时，也可以将其视为先天禀赋不足发病。

（三）情志失调

中医学认为，七情是机体对外界刺激的正常精神心理反应，对于机体脏腑气血阴阳有着协调运行的作用，过于激烈或不及的情志会造成机体各组织生理功能失调，进而引起病理变化。西医学也发现在干燥综合征的患者中，焦虑 - 抑郁状态的发病率较一般人群要高，考虑可能与下丘脑 - 垂体 - 肾上腺轴的激素分泌相关，机体的生理 / 病理状态与精神状况二者互为因果，这一方面与中医学的七情致病理论有着相似的地方。中医学认为，五脏各有情志所属，但情志致病主要通过影响气机，气机紊乱进而影响脏腑、阴阳、气血、津液、经络等发病。肝是气机调畅的关键脏器，肝的主要生理功能是主疏泄，其性升发，喜条达而恶抑郁，主要表现为疏泄胆汁，促进胃肠的消化功能，调节精神情志而使人心情舒畅，调节生殖功能而有助于女子月经时至和男子泄精。同时，肝又主藏血，具有储藏血液，调节血量的功能。饮食偏嗜、情志失调、诸般邪气等均可以导致肝气郁结、肝失调达，从而导致瘀血停着、痹阻胁络，并可有湿热蕴结、肝失疏泄，以及肝阴不足、络脉失养等诸多病理变化。

中医学认为，男女体质各有不同的特点，《素问·阴阳应象大论》云："黄帝曰：阴阳者，天地之道也，万物之纲纪，变化之父母，生杀之本始，神明之府也，治病必求于本。"此之本义在病机，病机之大者，即在阴阳。《普济方》谓："男以阳为主，则阳胜于阴；妇以阴为主，则阴胜于阳。"此处则阐述了病邪属性与体质属性之间存在着一种同气相求的关系。干燥综合征的发病特点有着明显的性别差异，女性绝经期后发病率最高，而男性患者罕见。并且现代研究也提示性激素（包括雌激素、雄激素等）在本病的发病中可能发挥着至关重要的作用。将其与中医理论相联系，女子以肝为先天，经、孕、胎、产、乳无不与肝脏相关，肝与冲任二脉有着密切的内在联系，肝主疏泄，调畅气机的功能可直接影响经血之运行，同时肝主藏血，对调节机体的血量有重要作用，而且临床证实干燥综合征女性患者多见月经失调、不孕、流产、乳癖、带下等表现。因此以上提示了肝经失调为干燥综合征发病的另一个重要原因。

（四）气虚、阴亏和血瘀致病

中医学认为，气血是机体生命活动的原动力，气血化生、敷布正常，是保障机体组织器官正常功能的基本条件。气可生津、生血；气能载津、载血，说明气对于津血的生成与运行具有决定性的作用。如果气虚，就会导致津血生成不足，也会导致津血输送不良，自然会导致脏器、组织缺乏濡养，从而形成阴虚之体。有医家谓之："气少作燥，甚则口中无涎。泪亦津液，赖气之升提敷布，使能达其所，溢其窍。今气虚津不供奉，则泪液少也，口眼干燥之症作矣。"可见口眼干燥之症本在于气虚所致。《灵枢·刺节真邪》载："阴气不足则内热……舌焦唇槁，腊干嗌燥。"首论唇舌口咽之燥热现象因阴亏液涸所致。《素问·经脉别论》曰："饮入于胃，游溢精气，上输于脾，脾气散精，上归于肺，通调水道，下输膀胱，水精四布，五经并行。"这一经典论述阐明了津液的生成代谢与肺、脾、肾三脏密切相关。干燥综合征是一种慢性顽固性疾患，其发病机制以气虚血亏、津枯液涸为本，如若久病不愈，则会导致病邪深入脏腑经络，进而暗耗阴津，产生瘀血。唐荣川在《血证论》中曾论述瘀血致燥的机制，谓之："有瘀血，则气为血阻，不得上升，水津因不得随气上升。"说明了瘀血致燥的病机在于瘀血内停、气机受阻、水津不布，三者之间相互影响，相互联系，这就要求我们在临证之时，要全面辨证，仔细辨别病机，方能指导方药应用。宋朝的《仁斋直指方论》也对气与血的关系进行过论述，书中云："气为血帅也，气行则血行，气滞则血瘀，气有一息之不运，则血有一息之不行。"说明瘀血形成之后，会进一步阻滞气的运行，导致气滞更甚，气不行津，从而津液敷布困难加重，燥证愈甚。病久则会出现燥邪与瘀血相互搏结，酿成燥毒，终成燥、瘀、毒互结为患，相互胶着，其外而阻于经络关节成痹，则关节僵硬、肿痛，甚或变形；其上则口眼诸窍乃至皮毛失于濡养，则致口眼干燥，皮毛焦枯；其内则蕴于五脏六腑，耗气伤津，血亏液少则致血行凝涩，表现出阴虚燥热之象。此证虚实夹杂，缠绵难愈。

气虚、阴亏和血瘀致病，因患者先天禀赋不足，或后天失养，脏腑气血失调，继而导致脏腑气虚，气虚会导致津液生成不足，血少津亏液乏，气虚不能行血，也会导致血行不畅，气滞血瘀，血瘀又反过来会影响气和阴津的生成和输布，如此往复循环，从而导致诸气虚、阴亏和血瘀愈深，故其在外气虚可表现为低热、乏力、多尿等症状，阴亏则表现为口干、眼干等症状，血瘀则主要表现为紫癜和雷诺现象。

三、干燥综合征的中医病机要点

中医学认为，疾病的发生与机体内在病理产物蓄积以及对外邪的防御功能下降有关。人体是处于动态平衡的整体，气血、津液、经络、脏腑、阴阳等各方面的有机结合，协调运行，构成了正常的生理活动状态，其中的任何一个方面紊乱不能被及时纠正时，就会造成正虚邪胜的状态。对于干燥综合征而言，中医病机主要包括正虚感邪，燥盛成毒，血虚、血瘀，气阴两虚，女子冲任失调。

（一）正虚感邪

《黄帝内经》曰："正气存内，邪不可干。"中医学认为正气是维持机体正常功能和抵御病邪的保障，而正气的强弱主要取决于脏腑机构是否完整，气血津液是否充盈。对于机体而言，脏腑结构的完整性是一切功能正常的前提，如果机体结构出现了缺陷，就必然影响功能表现，进而出现一系列的疾病。同时也要注意到，人体的各个结构是相互联系的，并不是孤立的，各个组织结构之间的协调运行也是极其重要的一个方面，就像一个足球队，每个位置都有最好的球员，但是不相互配合，各干各的，那个球队也会输球。另外机体组织需要气血津液来濡养滋生，如果出现气血津液的亏损，会导致组织结构的破坏，进而产生疾病。经络是气血津液运行的通路，就像自来水管道一样通到各家各户，如果管道不通或者有管道渗漏，那么就不能把洁净的饮水送到每家每户了。因此，正气如果出现亏损，就会导致机体对病邪的抵御能力下降，病邪侵袭机体，影响气血津液、脏腑经络等各个方面，影响机体的正常结构和功能，从而产生疾病。

（二）燥邪成毒

对干燥综合征而言，病邪包括六淫邪气和自然界中一切可致病因素，但最主要的是外感燥邪。六淫邪气入侵，风、火、暑邪为阳邪，浸灼津液；寒、湿邪气为阴邪，亦可直入体内化热而耗伤阴津；燥邪则直伤阴液。病原微生物如病毒等，农药、化肥对食品的污染，化学药品的毒副作用，噪声、电磁波对人体的干扰等皆可成为外来之燥。有外燥当然就有内燥，《类证治裁》说："燥有外因，有内因……因于内者，精血夺而燥生。"外燥与内燥合而侵袭人体，耗伤气血津液，导致脏腑功能失调，病理产物堆积过多，败坏形体而成毒。虽然现代研究尚未明确病毒是否是干燥综合征发病的必要条件，但是病毒在 SS 的发病过程中起着重要的作用这一点被学术界所公认。

（三）血虚、血瘀

燥邪为病，伤津耗液，日久必由津液亏竭渐致血液枯少，因为"津血同源"。所以，燥邪伤津，亦致血虚，加之气虚无力推动，形成血瘀。血虚、血瘀故不能营养口、目、肌肤、脏腑，更加重干燥，可见口渴不欲饮，甚则手指青紫，皮肤缺乏弹性。现代医学研究认为，干燥综合征患者的血清中有多种自身抗体，导致血液流动减慢，微循环局部障碍，毛细血管通透性增加，血液外渗，故而会产生皮肤瘀点或紫斑等表现，这与中医学的论述相符。

（四）气阴两虚

脾开窍于口，口干乃脾胃失运，津液生成不足所致；肝开窍于目，肝阴伤则目涩，所以"燥证"以肝胃阴伤为主。脾气虚不能推动津液输布，干燥更加明显；病久入肾，致阴虚难复，且肾主骨，肾亏故关节疼痛；齿为骨之余，可见牙齿齐根脱落，齿根发黑的"猖獗齿"表现；肺为娇脏，肺阴受损则输布津液功能更弱，燥邪更盛，累及肺脏多见咳嗽，胸口隐痛，皮肤干燥皲裂。故本病责之于肺、肝、脾、肾四脏的阴虚及脾气虚，本在肾阴虚。有研究统计分析了治疗干燥综合征的中药，发现滋阴生津药物出现的频率最高，其中以麦冬、生地、沙参、石斛、玄参为最；益气药物出现频率次之，以黄芪、山药、白术多见。因此，从临床实践来看，大量益气养阴药物的应用，也印证了理论的正确。

（五）女子冲任失调

本病的发病人群以 40 岁以上女性居多，盖因女子以阴血为本，每有经、产、乳、孕之苦，精耗血损在所难免，复加 40 岁以后女子天癸渐竭，冲任空虚，抗邪能力显著降低，燥邪乘虚而入。故女子冲任失调是本病的潜在因素。许多现代研究都发现，性激素的异常在本病的发病中起到重要作用。女性在围绝经期会出现性激素的异常分泌，虽然现在的研究还不能量化确定雌激素、雄激素的分泌水平与发病的线性关系，但其认为二者的失衡必然是发病原因之一。

（六）脾虚失运

"燥胜则干"是本病的核心发病机制，如使津液濡润，燥必不能致病。津液来源于水谷精微，脾主运化，运即运输、转运之义，化为转化、变化之义。脾能将水谷转化成人体需要的各种精微物质（气、血、津、液……），并将其传输至周身。脾也主持了人体的水液代谢，对水液有吸收、输布、排泄的作用。因此，脾的功能失调会导致水谷精微化生、布散功能失调，水液吸收、输布功能失调，进而导致津液的亏虚，不能濡润机体，导致燥邪为患。所以，对本病而言，辨证之核心脏腑当在于脾。现代医学认为，免疫机制异常是本病的病理核心。近两千年前，仲景即有"四季脾旺不受邪"之论，学界公认，中医学之言脾与现代医学之免疫共性甚多。近年来，越来越多的研究发现肠道微生态在机体免疫中占重要地位，他们认为微生态 - 免疫 - 关节轴是风湿免疫性疾病的发病原因，肠道微生态可以作为脾与免疫相关性的关键点之一。这些都提示着脾是本病诊治的关键脏腑。

◎ 第二节　从脾论治干燥综合征 ◎

既往多数医家治疗干燥综合征多从肺肾阴虚、肝肾不足、气阴两虚以及瘀血阻滞等方面入手。而宋林萱老师总结多年临床实践经验，从脾论治干燥综合征取得了良好的疗效。从脾论治该病具有深厚的理论基础。首先，我们认识一下什么是脾。中医藏象学说中的"脾"作为解剖学单位大致相当于现代解剖学中的脾和胰腺。脾位于中焦，膈膜之下，"形如犬舌，状如鸡冠"，早在《素问·太阴阳明论》中已有关于脾位置的描述："脾与胃以膜相连。"脾的生理功能包括主运化、主统血、主升清，输布水谷精微物质，为气血生化之源。人体生命活动的维持和气、血、津液的生化，都有赖于脾胃运化的水谷精微。人体脏腑、四肢百骸皆赖于脾之濡养，故脾有"后天之本"之称。脾开窍于口，其华在唇，在液为涎，主肌肉与四肢，其在五行中属土，为阴中之至阴，脾与四时之长夏相应。

一、脾开窍为口，其华在唇

脾之外窍为口，《灵枢·五阅五使》说："口唇者，脾之官也。"《素问·阴阳应象大论》说："脾主口……在窍为口。"脾之窍为口是指饮食口味等与脾的运化功能有密切联系，口味的正常与否全赖于脾胃运化功能。脾运健旺，则口味正常，食欲增进；脾失健运，则可见口味异常，诸如口腻、口甜、口苦，甚至口淡无味等，从而食欲减退，即是《灵枢·脉度》所记载的"脾气通于口，脾和则口能知五味矣"。口唇的色泽变化与人体的气血是否充盈密切相关，因为脾胃为气血生化之源，故口唇的色泽，不仅仅是全身气血状况的反映，同时更是脾胃运化水谷精微之功能状态的一种体现。

二、脾在液为涎

涎为口之津液，它具有保护口腔黏膜，以及润泽口腔的作用。当我们进食时分泌量会增多，以利于食物的吞咽及消化。在正常生理情况下，涎上行于口，而不溢于口外。当出现脾胃不和时，涎液分泌会急剧增多，而出现口涎自溢的现象，因此有"脾在液为涎"之说。《素问·宣明五气》说："脾为涎。"亦有涎出于脾而溢于胃之说。

三、脾在体合肌肉，主四肢

脾胃为气血生化之源，脏腑、四肢百骸都有赖于脾胃所运化的水谷精微来濡养，全身肌肉亦不例外，水谷精微充沛才能使肌肉发达丰满，臻于健壮。正如《素问·痿论》所载："脾主身之肌肉。"《素问集注》说："脾主运化水谷之精，以生养肌肉，故主肉。"因此，人体肌肉健硕与否，是与脾的运化功能密切相关的。四肢又被称之为"四末"，是与躯干相对而言的，是人体之末。人体的四肢同样需要脾胃运化的水谷精微等营养物质的濡养，才能维持其正常的生理活动。营养物质能够输送至四肢，则有赖于人体阳气的升腾与宣发作用，即所谓"清阳实四肢"（《素问·阴阳应象大论》）。《素问·太阴阳明论》说："四肢皆禀气于胃，而不得至经，必因于脾，乃得禀也。今脾病不能为胃行其津液，四肢不得禀水谷气，气日以衰，脉道不利，筋骨肌肉，皆无气以生，故不用焉。"

即是脾胃健运，四肢营养充足，而活动轻松有力；反之，脾失健运，清阳不得升，布散乏力，四肢营养缺乏，不得濡养，则见肢体倦怠无力，甚或萎弱不用。约90%的干燥综合征患者有体倦乏力的症状，故首当责之于脾。

四、脾为后天之本，气血生化之源

脾胃为后天之根本，厚德载物，长养万物，为营卫气血津液生化之源。中央脾胃健运，四旁之脏受养，则气血充足四肢百骸得以充养，津液气化代谢周流不息。脾主运化指脾具有将水谷化生为精微物质，并可将精微物质转输至全身各脏腑组织的功能。脾的运化功能，统而言之曰运化水谷，分而言之则包括运化水谷和运化水液两个方面。饮食物的消化和营养物质的吸收、转输，是在脾胃、肝胆、大小肠等多个脏腑共同参与下的一个复杂的生理活动，其中脾起主导作用。脾的运化功能主要依赖于脾气升清和脾阳温煦的作用，脾宜升则健。"人纳水谷，脾气化而上升"（《医学三字经·附录·脏腑》），"脾升而善磨"（《四圣心源·劳伤解·中气》），水谷入胃，全赖于脾阳为之运化。故《医原》有"脾有一分之阳，能消一分之水谷；脾有十分之阳，能消十分之水谷"之说。食物经过消化吸收后，其水谷精微依赖脾的转输和散精功能上输于肺，由肺脏注入心脉化为气血，再通过经脉输送全身，以"灌溉四旁"营养五脏六腑、四肢百骸，以及皮毛、筋肉等各个组织器官。总之，人体五脏六腑维持正常生理活动所需要的水谷精微，都有赖于脾的运化作用，即是《素问·厥论》所说的"脾主为胃行其津液者也"。饮食水谷是人体维持正常生命活动所必需营养物质的主要来源，也是生成精、气、血、津液的物质基础，而饮食水谷的运化是由脾所主，故李中梓在《医宗必读·肾为先天本脾为后天本论》曰："一有此身，必资谷气，谷入于胃，洒陈于六腑而气至，和调于五脏而血生，而人资之以为生者也，故曰后天之本在脾。""五味入口，藏于胃，脾为之行其精气"（《素问·奇病论》），人以水谷为本，脾胃为水谷之海，脾的运化功能健旺，习惯上称作"脾气健运"。只有脾气健运，机体的消化吸收功能健全，才能为化生气、血、津液等提供充足的养料，才能使脏腑、经络、四肢百骸，以及筋肉、皮毛等组织器官得到充分的营养，以维持其正常的生理活动。反之，脾胃虚弱，失于健运，消化及吸收功能失常，化源不足，气血不荣营卫，就会出现腹胀、便溏、食欲不振之症，甚至出现倦怠、消瘦和气血不足等病理变化，因此说："脾胃后天之本，气血生化之源。"李东垣在《脾胃论·脾胃胜衰论》中说"百病皆由脾胃衰而生也"。这一理论在养生、治未病等方面，都具有重要指导意义。

五、脾与津液

干燥综合征的一系列临床表现主要是由于津液化生与运行、敷布失常所致，而脾脏在津液的生成与运转中具有重要的作用。津液是人体一切正常水液的总称，包括各脏腑组织的内在体液及其正常的分泌物，包括胃液、泪液、肠液、涕等，与气血相同，是构成人体和维持人体生命活动的基本物质。"津"性质较为清稀，流动性大，布散于肌肤、孔窍和肌肉，渗注于血脉，具有滋润的作用；"液"性质较为稠厚，流动性小，灌于脏腑、骨节、脑、髓等，具有濡养的作用。人体津液的生成、输布和排泄是一个复杂的生理过程，涉及多个脏腑。唐容川在《血证论•脏腑病机论》中指出："脾称湿土，土湿则滋生万物，脾润则长养百脏。"脾得水谷之精微而化生阴液，以旁溉五脏六腑、四肢百骸，是人体后天阴液产生的源泉。《素问•经脉别论》对其进行了简要概括："饮入于胃，游溢精气，上输于脾，脾气散精，上归于肺，通调水道，下输膀胱，水精四布，五经并行。"津液来源于饮食水谷，有赖于脾的运化功能而生成。脾主运化水湿，对水液具有吸收、转输和布散的作用。调节人体水液代谢，由脾配合肺、肾、三焦、膀胱等脏腑，调节、维持人体水液代谢平衡。脾主运化水湿是调节人体水液代谢的关键环节。在人体水液代谢过程中，脾把人体所需的水液（津液），通过心、肺运送到全身各组织器官中去，以起到滋养、濡润作用。同时又把各组织器官利用后的一部分水液，及时地转输给肾，通过肾的气化作用形成尿液，输送到膀胱；另一部分则通过肺的气化功能化为汗液，通过腠理排泄于外。脾居中焦，为人体气机升降的枢纽，在人体水液代谢过程中起着重要作用。因此，脾运化水湿的功能健旺，既能使体内各组织器官得到充分的濡润，又不至于使水湿过多而潴留体内。反之，如果脾运化水湿的功能减退，必然导致水液在体内的停滞，而产生水湿、痰饮等病理产物，甚则形成水肿。故《素问•至真要大论》说过"诸湿肿满，皆属于脾"及"脾本湿，虚则燥"的言论。脾为后天之本，气血津液化生之源，同时脾气散精，主津液敷布。水液入胃，必须通过脾脏的运化才能化为津液，通过脾气的推动将津液输布全身。脾气旺盛，则气血津液化生充足，津液得以输布上承，口眼等清窍得以濡润。气可生津，津可载气，津液内注脏腑，有助于保持脾脏的正常功能；若素体脾气不足，或外感湿邪，或饮食不节，伤及脾气，不仅津液化生无源，而且阳气不能宣发外达，津液不能随阳气而行，导致清窍、肌肤失于濡润，出现干燥症状。古人云："气少作燥，甚则口中无涎。泪亦津液，赖气之升提敷布，使能达其所，溢其窍。今气虚津不供奉，则泪液少也，口眼干燥之症作矣。"此外脾气亏虚导致水液代谢障碍，水停湿盛，津液不归正化，引起津液"相对不足"，亦可出现口干、眼干等症。五脏皆有阴阳，脾气亏虚日久则脾之营阴耗伤，内燥即生。

脾主升清，乃脾之特性。所谓"升"，即上升之意；所谓"清"，是指水谷精微营养物质，而"升清"即指水谷精微营养物质的上升布散。经过脾、胃和小肠等消化后生成的精微物质是在脾的升清作用下，上输于肺，并通过心、肺分布到周身各处。因此，脾的升清功能正常，各脏腑组织才能得到足够的水津滋润和物质营养，功能活动才能强健。《素问·经脉别论》曰："饮入于胃，游溢精气，上输于脾，脾气散精，上归于肺……水津四布，五经并行。"说明在水津代谢过程中脾具有生津、升津的作用，肺有布津的功能。气机升降出入协调，脾的转输功能正常，则入胃之水源源而至，达肺之津续续而来，自然肺津得布而燥渴自止。若升降出入障碍，脾失转输之职，不能生津、升津，而饮入之水虽多，无以达肺润燥之用，反成滋湿碍脾之物。因此，脾的转输功能失常引起的水谷津液输布异常是本病的根本原因。

六、脾与气血

《难经·八难》曰："气者，人之根本也。"脾胃为气机升降之枢，人体的物质代谢以及所有的功能活动，均可视作精气正常运动所产生的效应，即"非出入，则无以生长壮老已；非升降，则无以生长化收藏。是以升降出入，无器不有"（《素问·六微旨大论》）。因此，若气的运行失常，机体的功能即会出现紊乱，如《素问·阴阳应象大论》说："清气在下，则生飧泄；浊气在上，则生䐜胀。"脾胃居于中焦，脾主升清，胃主降浊，为气机升降之枢纽，气机的正常运行与脾胃的关系极为密切，因此若脾胃的升降功能失调，必可导致机体气机失常，从而影响营养物质的输布代谢，甚至导致疾病的产生。气血津液升降有序，以溉四旁，"调升降以治燥痹"即出于此。脾胃升降如常，气机条畅，则脾气升，三焦气机通利，人体气化正常，水谷精微得以传送上焦输布周身，五谷之味若雾露熏肤、充身、泽毛，营卫气血调达；胃气降，胃腑通顺，则受纳腐熟水谷达肠腑，浊阴糟粕得下，清阳可升。如脾胃气机升降失司，协调功能失调，则水谷精微不升，气血津液不荣，脾胃阴亏；或浊阴不下化热耗液伤津；或有水饮停于中土不行，阴津不输，种种皆可致燥。

七、脾与免疫

中国古代医家对脾与机体免疫的关系有着很深的见解，免疫功能的改变是脾虚证本质研究的重要内容之一。疾病的发生是人体的正气与邪气相争的结果，正气不足是疾病发生的内在原因。《灵枢·本脏》中提到："脾坚，则脏安难伤。"《灵枢·五癃津液别》指出："脾为之卫。"《素问·遗篇·刺法论》指出："正气存内，邪不可干。"张仲景更明确指出："四季脾旺不受邪。"这些均反映了脾胃与机体防御功能（免疫功能）之间存在的密切关系。《灵枢·刺节真邪》提出："真气者，所受于天，与谷气并而充身也。"李东垣在《脾胃论》中云："百病皆由脾胃衰而生也。"如果正气不足，就容易被外邪入侵而发病，即所谓"邪之所凑，其气必虚"。如正气强盛，虽有外邪，也难以致病。元气即为人体的正气，它虽禀受于先天，但是又必须依赖后天脾胃精气的不断滋养，才能发挥外御病邪，内防传变的防御作用。上述医家的阐述均说明了脾胃之气的强弱是正气盛衰的关键，脾胃健旺则营卫之气充盈，可抗御病邪侵袭。《难经·四十三难》有"安谷者昌，绝谷者亡，水去则营散，谷消则卫亡"和"营消卫亡，神无所依"的说法，其旨在强调脾胃运化功能在充盈营卫中的作用，说明卫气营血是机体抗御疾病能力的物质基础。另外，中医学认为涎为脾之液，脾开窍于口，脾之经脉连舌本，散舌下，脾精上溢于口则化生为涎，现代研究证实唾液中含多种免疫球蛋白、唾液溶菌酶、唾液黏液蛋白等免疫物质，在口腔防御系统、病毒感染及免疫疾病中起着至关重要的作用，因此可以大胆猜想脾与免疫物质之间的联系。目前已经有大量的免疫学实验证明，中医学的"脾"包含着丰富的免疫学内容，考虑脾与机体的免疫器官、非特异性免疫、体液免疫、细胞免疫以及免疫遗传学等方面均有相关性。

八、脾与干燥综合征症候群的关系

（一）脾与口眼等干燥现象

口干、眼干等一系列干燥现象是干燥综合征最常见的临床表现。脾主运化、脾主升清等功能失常均可造成各种干燥现象的出现。脾主运化水液，是指脾有吸收、输布水液、防止水液在体内停滞的作用。脾失健运，水液不能布散而停滞体内，并阻遏阳气，致使阳气既不可出入内外，又不可升降上下，故外可见口、耳、眼之干燥，内见大便干燥等一系列干燥表现。《奇效良方》说："燥之为病……在外则皮肤皱揭，在上则咽鼻焦干。在中则水液衰少而烦渴，在下则肠胃枯涸，津不润而便难。"脾主升清。清，是指水谷精微。脾主升清，是指脾气上升，并将其运化的水谷精微向上转输至心、肺、头目。通过心、肺的作用化生为气血，以营养全身。《素问·经脉别论》载："饮入于胃，游溢精气，上输于脾，脾气散精，上归于肺。"脾气不升，水津不得上承，口无津液之滋润，涎无水液之来源，则口干作燥，甚则口中无涎，涕泪皆少，此乃脾不升津所导致的燥象表现。《素问·宣明五气》曰："脾为涎。"脾开窍于口，涎为口中之液。津液在体内之调节责之于肺、脾、肾三脏。其中脾贵在于"制"，其既勿使水分过盛，也勿使水失敷布，口中之涎则仗脾之制约功能，既不致溢于口外，也勿使少涎而致口咽干燥。涎为脾之液，分泌权在于脾也。脾旺则涎液分泌正常，口中濡润适度，食欲旺盛，嚼之涎液分泌增多，味觉颇佳。而脾病则涎液失常，或满溢流于口外，或寡少而口干于内。

（二）脾与关节肿痛

干燥综合征关节肿痛的关键点是无关节侵蚀性改变。脾脏在干燥综合征关节肿痛的形成中同样起着十分重要的作用。《素问·至真要大论》曰："诸湿肿满，皆属于脾。"脾主运化水液，如果脾失运化，阳虚不能气化水湿，致使水液不能正常布散而停滞于体内，就可产生湿、饮、痰等病理产物。可发为水肿，亦可见病理产物痹阻于经络、关节，而出现关节肿痛、皮肤结节、皮肤瘀斑等症状。同时，正常生理情况下关节部位会产生少量水湿或黏附物，可通过脾的运化功能以及阳气的气化功能及时化解、吸收，或通过脾的输布功能以及气血携带功能运输到脏腑孔窍，最终排出体外，以维持关节正常的运动功能。若脾失健运，运化水湿失常，再加上湿邪的阻遏，使这些渗出物、附着物及多余水液不能化解、吸收、输布分散，堆积、凝聚后导致关节肿胀、甚至关节筋肉变形，最终导致关节畸形。

（三）脾与肌肉病变

干燥综合征会引起四肢肌无力、肌痛、肌肉萎缩、四肢麻痹等一系列的肌肉病变。脾主肌肉，肌肉之丰满、瘦削均有赖于脾的运化功能。张志聪在注释《素问·五脏生成》时说"脾主运化水谷之精，以生养肌肉，故主肉"。脾气旺盛，助胃气消磨水谷，然后将吸收的水谷精微转输、布散至全身，以致脏腑、四肢百骸、肌肉皮毛、经络等组织得到充分的濡养，而维持正常的生理活动。正如清·黄元御所撰之《四圣心源》所云："肌肉者，脾土之所生也，脾气盛则肌肉丰满而充实。"《素问·太阴阳明论》中云："帝曰：脾病而四支不用，何也？岐伯曰：四支皆禀气于胃而不得至经，必因于脾乃得禀也。今脾病不能为胃行其津液,四支不得禀水谷气。气日以衰,脉道不利,筋骨肌肉,皆无气以生,故不用焉。"金代李杲《脾胃论》云:"脾虚则肌肉瘦削。脾胃之虚,怠惰嗜卧,四肢不收。"从而出现肌肉与四肢痿弱不用的病证。故脾胃虚弱饮食不化精微,则见肌无力、肌萎缩,肌体消瘦,肌肤干燥、粗糙、甲错。

(四)脾与肾脏损害

肾小管的损害是干燥综合征腺体外损害的主要表现。国内报道干燥综合征合并肾脏损害者可达 50%,损伤部位主要在远端肾小管,大多数表现为 I 型肾小管酸中毒。其常见的临床表现为多尿。《素问·奇病论》记载:"夫五味入口,藏于胃,脾为之行其精气。"脾气健运,胃之津液才得以濡养全身各处。若脾气失健,运化失职,不为胃行其津液,致使胃之津液与水液合流而下注,入膀胱化为尿排出体外。一方面可造成尿液过多,而另一方面也可造成津液不能上承于口,出现口唇干燥。同时,正常情况下,脾可将全身各组织器官生理活动利用后的多余水液及时地传输至肺和肾,通过肺和肾的气化作用化为汗液和尿液排出体外。如果脾传输失职,将水液直接下注膀胱,而不上输于肺,可致尿量增多。同时,津液不能上承出现口干、眼干等燥象。肾为先天之本,脾为后天之本。脾化生精微,需借助于肾阳的温煦作用,肾中精气有赖于水谷精微的培育和充养,才能不断地充盈和成熟。脾和肾为相互滋养,相互促进的关系。肾阳不足不能温煦脾阳,同样脾阳亏虚日久,进而可损及肾阳,形成脾肾阳虚,症见小便频多、腰膝酸软、肢体浮肿等。

(五)脾与血管病变

干燥综合征患者常常发生血管性疾病,其临床表现多样化。最常见的血管损害是双下肢紫癜,其次是荨麻疹样皮肤损害。现代医学认为这些改变是干燥综合征的血管炎样表现。紫癜在中医学中属于"肌衄""血证""葡萄疫"等范畴。《金匮要略注》说:"人体五脏六腑之血,全赖脾气统摄。"脾主统血,是指脾具有统摄、控制血液在经脉内运行而不让血液溢于脉外的功能。脾为后天之本,气血生化之源。气为血之帅,血随气行。脾的运化功能健旺,不但血之生化有源,气血充盈,而且气能统摄血液,能使精血输布四肢、营养脏腑、循归脉道、环行不止,不会溢出脉外。反之,脾失健运,气血生化无源,脏腑功能失养,气不摄血,血溢脉外,从而导致出血。脾还有生血的功能,清代尤怡《金匮翼》说:"脾统血,脾虚则不能摄血;脾化血,脾虚则不能运化。"在治疗血证中慎用有清热凉血解毒功效的苦寒之品,因苦寒伤阴,阻碍脾胃,造成脾胃受伤生血乏源,统血无力。即日本丹波元坚著《杂病广要·治吐血三要》中所云:"……胃气伤则脾不能统血,血愈不能归经矣。"

(六)脾与呼吸系统损害

干燥综合征还可以累及呼吸系统,导致反复发作的支气管炎、肺炎,甚至出现肺不张、肺间质病变,临床表现为鼻腔干燥、声音嘶哑、干咳等。中医学认为肺与脾母子相应,二者密切相关。肺主皮毛,脾主肌肉,共同起着防护机体的作用,二者的关系主要表现在气的生成和津液的输布代谢两个方面。气的生成有赖于肺主气,司呼吸的功能及脾的运化功能,肺吸入的清气和脾胃运化的水谷精气,是组成气的主要物质基础。脾土为肺金之母,脾气虚损,脾土不能生养肺金,可致肺气虚弱,络气不足,易致痰瘀交互、阻滞肺络。轻者出现咳嗽、自汗、气短等症状,重者出现进行性呼吸困难,逐渐发展为肺纤维化,甚至引起肺部血管炎及淀粉样变性。脾胃居于中焦,为气机升降之枢纽,枢机不利,则影响肺主治节和肺气宣降的功能,造成痰瘀互结。临床上出现咳、痰、喘诸症,甚者引起呼吸困难、气短、胸闷、胸痛、口唇紫绀、颈静脉怒张等症。现代实验研究证实,健运脾胃的中药能够增加人体免疫球蛋白、清蛋白、补体等,从而增强机体免疫力,并能促进气道纤毛运动,增强肺支气管的抗感染和抗损伤能力,并且能够促进损伤修复。以上研究结果亦为干燥综合征所引起的肺系疾患从脾论治提供了重要依据。

人体是一个整体,是由各个器官、组织有机相连共同构成的,疾病的发生不可能是单个器官的疾病,应该从人体这个大的整体来看待疾病。中医学倡导"整体观念",西医学也在逐步从精细划分的结构医学向整合医学转化。中医学不仅将人体视为一个整体,而且有"天人合一"的大整体思想,认为人作为自然、社会的一个组成部分,人的生存、生活必然受到"天"的影响,而西医学也在将社会、心理等因素纳入疾病发生的研究之中。不论是中医学还是西医学,都是研究人体生理、病理的学科,因此二者必然有相通之处,不能将二者割裂开来。如果在对疾病的诊治中,将二者的研究成果相互参详,则更有益于揭示疾病的本来面目。疾病不是静止不变的,在疾病不同阶段,存在着阴阳、气血津液等盛衰的不同,正气与邪气的抗衡力量也在不断变化着,因此在判断病症之时,要做到用动态的辨证论治思维来判断疾病的内在机制,才有可能做出正确的诊治。中医学对于疾病的认识是以症状为要素来判断机体的内在病理状态,疗效的判断也是以症状改善程度来判定的。从这一方面来看,其与西医学对于"实验室检查金标准"的高度关注是有所差异的。在临床上,不能以实验室指标的改善作为疗效的唯一判断标准,也要将患者的症状缓解程度、生活质量改善情况作为疗效判定因子的一方面。有国外的研究者已经在用量表的方法来评定干燥综合征患者的生活质量等方面，中医学更要加紧研究，进一步将干燥综合征的症-证量化标准进行分析、总结，整理出对于临床行之有效的疗效判定量化标准，这将极大地推动本病临床诊疗工作的开展，对于今后的诊治研究发展也有极大帮助。

◎ 第三节　从脾论治"燥痹"病案举隅 ◎

史某，女，71 岁。

初诊日期：2017 年 10 月 20 日。

主诉：眼干、口干 2 年，加重 2 个月。

现病史：患者 2 年前无明显诱因出现眼干、口干，曾行免疫指标检查：ANA：1∶3 000（+），核颗粒型，抗 SSA 抗体：+++，RO-52 抗体：+++，抗 SSB 抗体：+++，IgG：20.1g/L；眼科检查示干眼症。诊断为干燥综合征，未发现脏器受累表现。口服硫酸羟氯喹片及白芍总苷胶囊。近 2 月口干症状加重，口角干裂，反复双下肢皮疹，无明显咳嗽，偶有关节疼痛，周身乏力，无耳鸣。饮食可，睡眠欠佳，大便稀、次数增多，小便调。

既往史：慢性萎缩性胃炎。

查体：舌质淡，无苔，脉弱。少动懒言，听诊双肺呼吸音粗，未闻及干湿性啰音及胸膜摩擦音。心率 80 次 /min，未闻及心脏杂音。腹部平软，无压痛、反跳痛及肌紧张。四肢关节无明显肿胀及压痛，双下肢无水肿。

中医诊断：燥痹肺胃阴伤证

西医诊断：干燥综合征

治则：健脾和胃，养阴润肺

方药：生地 20g　北沙参 20g　五味子 20g　枸杞子 20g

　　　太子参 20g　当归 15g　桔梗 30g　酸枣仁 25g

　　　白芍 25g　白头翁 20g　党参 20g　防风 20g

　　　　　　　　　　7 剂，每天 1 剂，水煎，日两次口服（温服，尽量含服）

二诊（2017 年 10 月 30 日）：服药后大便次数减少，口干、眼干症状略有减轻，乏力症状略有好转，皮疹消失。查体：舌质淡，少苔，脉细。

方药：生地 20g　北沙参 20g　五味子 20g　枸杞子 20g

　　　太子参 20g　当归 15g　桔梗 30g　酸枣仁 25g

白芍 25g　白头翁 20g　党参 20g

7 剂，日 1 剂，水煎取汁 200ml，早晚分服（温服，尽量含服）

三诊（2017 年 11 月 7 日）：药后大便已成形，口干、眼干症状减轻，睡眠可，无关节疼痛。

查体：舌质淡红，苔白，脉细。

方药：生地 20g　北沙参 20g　五味子 20g　枸杞子 20g

太子参 20g　当归 15g　桔梗 30g　酸枣仁 25g

白芍 25g　党参 20g

7 剂，日 1 剂，水煎取汁 200ml，早晚分服（温服，尽量含服）

按：燥有内燥、外燥之分，有学者认为干燥综合征多属内燥范畴。口鼻为肺胃之门户。手阳明经属大肠，与肺互为表里，同开窍于鼻；足阳明经属胃，与脾互为表里，同开窍于口，为气血津液化生之源。因此，燥邪致病以阳明经病为多见。燥盛则干，燥邪易伤阳明阴津，所以患者出现眼干、口干，用生地、沙参作为基础以养阴润燥生津。脾为至阴之脏，输布津液于肺、胃及诸脏腑，胃津既伤，则脾阴亦亏，所以患者继而出现口角干裂、反复双下肢皮疹、大便稀且次数增多的症状。肺主通调水道、助脾胃输布津液，故加入桔梗开宣肺气，桔梗为舟楫之剂，载诸药上浮于口鼻。而太阴脾又为升降之枢纽，中气如轴，四维如轮，轴运轮行，肺降津生，必以中气药辅肺金之药。用太子参、党参补土以生津，太子参味甘苦，性温，无毒，入肺、脾经，具有益气健脾、生津润肺之功效；党参甘，性平，无毒，归脾、肺经，有补中益气、止渴、健脾益肺、养血生津之功效，《本草正义》："党参力能补脾养胃，润肺生津，健运中气，健脾运而不燥，滋胃阴而不湿，润肺而不犯寒凉，养血而不偏滋腻，鼓舞清阳，振动中气，而无刚燥之弊。"二者共助气血津液化生，且现代药理研究发现二者能促进脾的免疫功能。肾主骨，为先天之本，主元阴元阳。患者久病，肺阴耗伤，母病及子，可致肾阴耗伤；后天之阴液乏源，不能濡养先天，亦致肾阴匮乏，所以患者偶有关节疼痛。肾阴不足，不能上济于心而睡眠欠佳，故投以五味子酸甘敛阴、补肾宁心；酸枣仁酸甘入脾，宁心、安神；再加当归、白芍、枸杞子以养血补血、滋阴补肾，使肾阴得以濡养，津液得以滋生；防风为轻清升散，疏风解表之药，可治一切风疹瘙痒，且可治骨节酸痛；患者双下肢反复皮疹，偶有关节疼痛，故方中加防风祛风解表止痛；《药性论》中提到："白头翁主百骨节痛。"故此方加入了白头翁治疗患者关节疼痛。二诊时患者症状已有改善，大便次数减少，口干、眼干症状略有减轻，皮疹消失，将解表药物防风去掉。三诊时大便已成形，口干、眼干症状减轻，睡眠可，无关节疼痛，再去掉白头翁。此后患者未再来诊。3个月后随访患者，诉三诊后自服原方1个月，症状均已消失，至此未再发。

总结：干燥综合征的一系列表现主要是由于津液之化生及运行敷布失常所致，而脾脏在津液的生成与运转中具有重要的作用。"脾本湿，虚则燥"，脾为后天之本，气血津液化生之源，同时脾气散精，主津液敷布。脾阴匮乏，不能行其津液，则肺胃及诸脏腑失去濡润，内燥即生。此病例患者在用药之后口干、眼干症状减轻，同时可见周身乏力、少动懒言、大便溏等诸症好转，乃脾胃健运之表现。中医讲"舌为胃之镜"，该病例舌苔从无苔到少苔，再到正常白苔，也正是脾胃之气恢复的表现。因此治疗干燥综合征，遵循从脾论治、顾护脾胃之法，临床可见明显疗效。

参 考 文 献

[1] 牛素平，赵丽珂，黄慈波. 病毒感染与干燥综合征发病的研究进展 [J]. 中华风湿病学杂志，2009，13（7）：488-489.

[2] 于桂梅，张睿洋，刘学明. 肿瘤坏死因子α与干燥综合征中医辨证分型相关性的研究 [J]. 长春中医药大学学报，2008，24（2）：179-180.

[3] 吕光耀，周铭心. 干燥综合征中医治疗方药的分析及病因探讨 [J]. 新疆中医药，2004，22（2）：1-2.

[4] 梁慧英，冯兴华. 干燥综合征的中医论治进展 [J]. 北京中医药，2010，29（2）：151-153.

[5] 张志华，郭洪涛，郑光，等. 利用文本挖掘探索干燥综合征证药特点 [J]. 中医研究，2013，26（7）：72-74.

[6] 莫小英，苏建明，汪悦. 干燥综合征与性激素相关性研究进展及中医药治疗 [J]. 中国中西医结合杂志，2011，31（3）：424-427.

[7] 宁玉梅，王新昌，肖丽群. 干燥综合征与性激素及中医药治疗研究概况 [N]. 江西中医学院学报，2012，24（6）：93-96.

[8] 车轶文，于宁，翟双庆. 脾与肠道菌群相关性的理论探析 [J]. 世界中医药杂志，2015，10（5）：703-706.

[9] 施书涵，林玲. 从复杂性科学的角度分析干燥综合征分类标准优化发展 [J]. 医学与哲学，2012，33（11）：54-56.

[10] 张昊泽，张奉春. 深入探究干燥综合征的发病机制 [J]. 中华内科杂志，2015，54（11）：157-158.

[11] 马顾全，汪悦. 干燥综合征患者生活质量评估及疗效评价研究 [J]. 光明中医，2009，24（2）：367-368.

引经理论与干燥综合征治疗
——沙龙讲座

引经药在中医临床中应用广泛,若临床医生在中药处方中可以灵活地运用引经药,则可以使药物直达病所,使其治疗取得事半功倍的效果,做到药少而精,不仅解除了病痛,还减少了药物的不良反应和副作用,减轻了患者的经济负担,节约了医疗资源,可谓一举多得。

本文对宋林萱教授的日常授课和带徒出诊过程中的学术讨论进行了记录,从学生视角总结了宋林萱教授所提出的引经理论在痹证治疗中的应用,让读者们从中医学子的视角收获名老中医的宝贵经验知识,尽可能还原了跟师学习的场景,让枯燥的中医学习变得更加生动,使读者们的学习更具有趣味和效率。寓教于师生对话当中,带领读者们一起走进名老中医的学术殿堂。

◎ 第一节 引经药讲堂 ◎

一、引经药的本源

宋教授:"今天我们来一起学习引经药,引经药的历史源远流长,秦汉时期便有记载,对于引经药的本源,我想先请同学们谈谈对其了解有多少?"

学生赵:"老师,我预习了引经药的历史,历史上对于引经之说最早始于秦汉,发展于唐宋,形成于金元,完善于明清。早在《神农本草经》就有了"菌桂为诸药先聘通使"的记载,意思是说引经药是方药中的先行聘使之品。后来魏晋时代的陶弘景提出了引经药,在《名医百录》中记载了肉桂具有"宣导百药"的功效。到了北宋时期,寇宗奭在《本草衍义》中对泽泻一药的描述:"张仲景八味丸用之者,亦不过引接桂、附等归就肾经,别无他意。"这句话也提出了引经归经的思想。"

宋教授:"总结得很到位,引经药在历史演变的过程中,有很多著名的医家对引经药和引经理论进行了深入研究，我们现在之所以能够自如地运用这些药物，其实是站在了诸多巨人的肩膀上看中医、看中药。对于引经药的论述，首先我要提到的就是金元时期的张元素、李杲，他们首次提出了"引经药"的理论，他们认为某些药物不但能作用于某经，运用到处方当中，还能将本来不主归该经或不归疾病所在脏腑的药物，引入该经该脏，即引经药物可以将药方中的诸药指引向特定的脏腑、经络和肢体部位。第二个则是易水学派创始人张元素，他在遣药治方学上独创了"引经报使"理论，并确立了十二经引经报使药，列举十二经引经药时称"通经药以为使"，他认为在遣方用药时使用归属相关经络的药物，或配伍十二经引经药，可以使药物更易抵达病所。第三个是李东垣在《用药心法》中详细描述的六经各自的引经药。最后，在清代沈金鳌的《要药分剂》、姚澜的《本草分经》等医家的专著中把引经药分类，细化至专科专属，并对归经中的经在概念上进行扩延，方位上分划细微，直指某些脏腑，包括卫、气、营、血、肌表、命门、募原、上中下三焦，乃至头面、肢体，都作为药物归经的方向或部位。当然，古人也有对引经药形象的描述，比如说据我所了解到的，尤在泾的《读书笔记》中提到："兵无向导，则不达贼境；药无佐使，则不通病所。"说的是引经药具有向导作用，可引药通达病所。何柏齐《医学管见》中也提到了："引经即引治病之使，致谓病之所在，各须有引导之药。使药与病遇始得有功。"这句话强调了引经药在方药中的重要地位，正如《医医病书》所言："药之有引经，如人之不识路径者用向导也"。如柴胡引药入肝胆经，冰片引药入心经，治上部病证用桔梗，治下部病证用牛膝等。这些引经药的运用让临床辨证论治更具有针对性，尤其对于局部的病变起着引导诸药直达病所的作用。同学们也学习中医多年了，对于引经药有什么了解呢？"

学生孙："那我来总结一下我所熟知的引经药都有哪些。首先，按十二经来归类引经药，其中手太阴肺经的引经药有桔梗、升麻、葱白、辛夷、白芷；手少阴心经的引经药有黄连、细辛；手厥阴心包经的引经药有丹皮、柴胡；手太阳小肠经的引经药有木通、竹叶、藁本、黄柏；手少阳三焦经的引经药有柴胡、连翘；手阳明大肠经的引经药有白芷、升麻、石膏；足太阴脾经的引经药有升麻、苍术、葛根、白芍；足少阴肾经的引经药有独活、肉桂、桂枝、知母、细辛；足厥阴肝经的引经药有青皮、吴茱萸、川芎、柴胡；足少阳胆经的引经药有青皮、柴胡；足阳明胃经的引经药有白芷、升麻、石膏、葛根；足太阳膀胱经的引经药有羌活等。

如果是用六经辨证的理论来分类引经药，那么其中包括太阳经用羌活、防风、藁本；阳明经用升麻、葛根、白芷；少阳经用柴胡；太阴经用苍术；少阴经用独活；厥阴经用细辛、青皮、川芎。

我们还常常按照脏腑来归纳引经药，比如说桑白皮是肺经的引经药，那么我们在治疗肺病的方剂中加入桑白皮就能引药入肺经；再比如香附、柴胡是肝经的引经药，在治疗肝气郁滞，胁肋胀痛时加入柴胡、香附则可引药入肝；同样，桂枝、薤白为心经的引经药，在治疗胸闷、气短、心悸等心阳不通时加入桂枝、薤白等能引药归心经。

再比如我们风湿科常常使用的姜黄和牛膝，二者均有行气活血、通络止痛的功效。其中姜黄能引药上行通达上肢，常作为上肢痹症的引经药。而牛膝性喜下行而通达下肢，因此在治疗下肢痹证时，常加入牛膝作为下肢的引经药。这些则是按照病位进行分类的引经药。

临床上还常常按照部位来分类引经药，因为人体的结构分为躯干和四肢，所以其引经药各不相同，我们常常分开来记忆他们对应部位的引经药。对于位于躯干的引经药我们常常按照三焦辨证进行分类。上焦位于三焦的上部，从咽喉至胸膈部分，其中包括胸胁及心肺。同时胸胁又是厥阴经、少阴经分布之所，其中柴胡，香附为二经的引经药，以此为引经药运用于临床，能开郁散滞而通达上下，使肝经气血畅行。手太阴肺经引经药有桔梗、升麻、葱白、白芷；手少阴心经引经药有黄连、细辛。中焦位于三焦的中部，指上腹部分，其主要功用是助脾胃，主腐熟水谷、泌糟粕、蒸津液、化精微，是血液营养生化的来源。足太阴脾经的引经药有苍术、升麻、白芍，其中苍术苦温，湿邪困脾者用之，升麻辛凉，脾气下陷者用之，白芍苦酸，肝脾失调者用之。足阳明胃经的引经药有升麻、石膏等。下焦位于三焦的下部，指下腹腔自胃下口至二阴部分，其能分别清浊、渗入膀胱、排泄废料，主要是肝肾和腰府之所在。足少阴肾经的引经药有肉桂、知母；足厥阴肝经的引经药有青皮、吴茱萸、川芎、柴胡；足太阳膀胱经和督脉的引经药有仙茅、狗脊、杜仲。

对于躯干外的部分当然也有特有的引经药物，首先是头部，头为诸阳之会，手足三阳经均循行头面部，厥阴经亦上会于巅顶。故头部疾病的治疗要分清经别，如太阳经头痛，多在后头部，下连于颈；阳明经头痛，多在前额部及眉棱等处；少阳经头痛，多在头之两侧，并连及耳部；厥阴经头痛，痛在巅顶，连于目系。我们常说的头痛须用川芎，如不愈，加各引经药：比如太阳羌活，阳明白芷，少阳柴胡，太阴苍术，厥阴吴茱萸，少阴细辛。特别是川芎，它善行血中之风，祛血中之风，又可上达巅顶，下行血海，走而不守，并能散少阳之风，内行肝胆，外散风邪，其性味辛香走窜，为治上之要药。

人体的四肢也有其相对应的引经药，四肢为手足之经的主要循行通路，我们在治疗肢体经络疼痛诸证时，引经药也是经常被使用的。像我们经常使用的羌活、桂枝、姜黄、桑枝，都是上半身疾病的引经药，可引诸药达上肢及头项部；而独活、牛膝、木瓜为下半身病的引经药，可引诸药达腰膝、下肢。

此外，还有很多引经药也是临床上较为常用的，头面部还常使用的引经药有黄芩、菊花、荷叶、黄芪；上肢常使用的引经药有姜黄、桂枝、威灵仙；腰背部常使用的引经药有杜仲、川断、枸杞；胸腹部常使用的引经药有木香、砂仁、黄连、肉桂；少腹部常使用的引经药有小茴香、橘核、荔枝核、五灵脂、黄柏；下肢常使用的引经药有木瓜、牛膝、鸡血藤、防己；耳口周常使用的引经药有龙胆草、黄连；二阴有黄柏、防己、龙胆草等。"

宋教授："看来大家都做了很多的功课，说得很有条理，是一个临床中医师应该掌握的知识体系。那么引经药到底是什么呢？这就跟很多哲学问题一样，可以从广义和狭义两个方面来解释。从狭义上来理解，引经药是能够引导诸药直达病所的一类中药，一般解释为"引药直达病所的药物"，是药物的信使；从广义上说，是能引导诸药、气血、病邪到达人体特定部位的一类中药，又称'引药'。总的来说，引经药之实质是用以调节脏腑阴阳、经脉、气机功能活动的一类药物。引经药并不局限于经络、脏腑，其'引导'方向和部位有时还包括机体的一些局部，如头顶、头面、胸背、四肢、膝脚等，或是某些层次，如卫、气、营、血、三焦等。一些作用较特殊的引经药已不局限于本身的治疗范围，往往在辨证处方中略加一二味为引，即可使药力直达病所，达到事半功倍的效果，这就是我们常常说的引经药。"

二、引经药与药引子

学生宋："老师，人们常常说的'药引子'是不是就是引经药的俗称呢？"

宋教授："这个问题很有意思，也是很多人的误区。药引子可能是很多电视剧里面常常出现的名字，其实，药引有它自己的历史。药引之说始于宋代，宋代'和剂局'的设立促进了中成药的使用，大力的推进的中成药的生产和研发，中成药服用方便，但不便随证加减。后来为了增强中成药的针对性，医生习惯在成药处方之后再开列一至数味临时添加之药，以适合不同患者的特殊需要，当时人们将这些所添加的药称为药引或引子药。药引子是中药方剂的特殊组成部分，他是在主方剂之外，另以一味或几味药与其他主方剂相同或不同剂型而与主方剂同时服用。药引子还有另一层含义就是引药归经，就是该种药物可以引诸药对机体的脏腑及其经络，或其几经发生明显的作用，而对经则作用较小或没有作用。其次则是协助药物更好地发挥作用，以达到预期的目的。比如扩大方剂的治疗范围，改变其作用强度、性质，减弱其毒性、副作用。临床上常常使用的药引子是我们日常生活中比较常见的东西，很多都是食材，是患者非常容易获得的，或者是不宜于药局进行长期储存的常见的材料，像影视作品当中的人肉人血，奇珍草兽则是不懂中医的作者根据剧情需要所杜撰的，希望大家保持一颗中医的头脑，不要被带跑偏了。"

学生宋："老师，能跟我们说说有哪些比较常用的药引子吗？"

宋教授："就像我之前所说的，药引子比较常见，又多是鲜品，中药局储存较为困难，而且如若一次处方开具七服甚至更多，如果像抓药一样为患者一起抓这些药引子，可能很难保证患者在服药时药引子不会腐坏，因此常常要求患者自行购买鲜品，以保证药物的安全性和有效性。那么我来跟大家讲讲临床上比较常用的药引子吧，最常使用的就是生姜，生姜是我们每顿饭必不可少的佐料，也是临床上较为常用的药引子，我们常说发表用鲜姜，温中用煨姜，解胀用姜皮，消痰用姜汁，这些都是姜的临床应用。

此外，还有好多常见的食材都可作为药引子来使用，有的可起到引药到达病所的效果，也有的可起到对某病具有较好的治疗作用。姜入药为引者，取其发表注凝；酒入药为引者，取其活血行经。小枣入药为引者，取其消散开胃；大枣入药为引者，取其补血健脾。调营益卫用大枣，补气益肺用龙眼，泻火安神用灯芯，水肿用葱叶，表肌用葱白，表里用葱茎，止痢用石莲，治风用桑叶，治湿用桑枝，固肾用莲蕊，涩精用莲须，保胎用陈苎根，安胎用鲜苎根，抑脾用青荷叶，疏土用枯荷梗，补心用新小麦，止汗用浮小麦，清疏土用枯荷梗，清热解烦用青竹叶，利水泻火用淡竹叶，消瘀通经用赤糖，止痛温中用饴糖，安中益脾用陈壁土，止呕和胃用新黄土，消瘀用藕节，止血用侧柏叶，止呃用柿蒂，凉大肠用柿霜，消热痰用竹沥，泻实火用竹茹，导虚火用童便，延年祛病用松黄、松脂，祛病舒筋用黄松节，定喘用款冬花，壮阳用胡桃、蜀椒，暖子宫用艾叶，虚烦用粳米，热渴用芦根，定嗽用梨汁，治肠风用石榴皮，止呕、定嗽用枇杷叶，止鼻衄用白茅花，行瘀用百草霜，探吐用瓜蒂，镇心用辰砂，辟邪用雄黄，润肠用松子仁，治疝用荔、橘核，拔毒用蒲公英，通乳用通草，发麻用浮萍，治心烦不眠用鸡子黄。这些就很多了，都可以称作药引子，都是临床上的效药，是中华上下五千年的文化瑰宝。

我所讲的归经理论，其实是中医对药物的药理认识，那么引经药则是归经理论的具体运用，若论引经，必先明归经。归经理论是以脏腑、经络理论为基础，以所治具体病证为依据的一种理论体系。早在《黄帝内经》中《灵枢·海论》就已经提到'十二经脉者，内属于腑脏，外络于支节'，说的意思是经络能沟通人体内外表里，在人体发生病变时，体表的疾病可以影响到内脏；内脏的病变，同时也可以反映到体表。因此，人体各部分发生病变时所出现的证候，可以通过经络而获得系统的认识。那么同学们能否根据自己的所见所学谈谈你认识的归经呢？"

学生单："我觉得内脏的病变反映到肌表，意思就是比如肺经病变，常见到咳、喘的症状；肝经病变，每见胁痛、抽搐；心经病变，每见神昏、心悸，这些都是脏腑的病变表现到了体表易于观察的部位而出现的症状。"

宋教授："回答得非常正确，同时，我们将药物的疗效与病机和脏腑、经络密切结合起来，可以说明某药对某些脏腑、经络的病变起着主要作用。比如桔梗、杏仁能治胸闷、喘咳，归肺经；全蝎能定抽搐，归肝经；朱砂能安神，归心经。这些都是古人从临床生活实践中得到的宝贵经验，正说明了归经的理论是从疗效观察中总结出来的。我们现在所说的某药能治某脏、某经的病证，即谓某药能入某脏、某经。"

学生郑："老师，我们所说的引经药、药引子肯定是有所区别的，不然也不会有两个名字，是不是引经药更加全面一些，药引子是引经药的一部分呢？对于中医的入门级学者来说，具体什么才是引经药，什么才是药引子呢？"

宋教授："总的来说，引经药和药引子并不是互相完全包含的关系，而是你中有我，我中也有你的关系，有的引经药因为需要比较新鲜的药材来使用，也叫做药引子；有的引经药是中药饮片，可以引诸药归入相应经脉脏腑。有的药引子是较为常用的中药，也是中医理论中的引经药；而有些药引子则是较为常见的食材，并不能称之为引经药。

那么从细的来说，药引子首先是要引药归经，就是引诸药对机体某脏腑及其经络或其几经发生明显的作用，而对其他经则作用较小或没有作用。在这就是为了协助药物更好地发挥作用，以达到预期的目的。如扩大方剂的治疗范围；改变其作用强度、性质；减弱其毒性、副作用。

药引主要用于内服方剂，多以液态应用，多见用一服汤剂，但也有的直接用白酒、黄酒、醋、蜜、糖水等。药引子具体是指医师根据药剂的性质或病情的需要，要求病家自备的一些药物或辅料，加入药剂中一同煎服。所以，药引在处方中的作用，主要是辅助治疗和调和药性，故又称'药之引信'。

我们常用的药引子，如在辛温解表方中加入生姜、葱白；在解暑方中加入鲜荷叶；在含有大戟、芫花、甘遂的利水方中加入大枣等。至于其引经作用，多为前人用盐水送服六味地黄丸、桂附地黄丸之类，意在引药入肾，现基本不用。药引的特点是药源丰富，容易寻找，质地新鲜，大多是日常生活中可以见到的药物或食物，如生姜、葱白、大枣、鲜荷叶、鲜芦根等，由于这些药引往往不易保存，故非药房必备之品。

那么我们常说的引经药又称'引药'，当指在药物归经基础下，引导诸药直达病所，起"向导"作用的药物。运用引经药的依据也是中药的归经理论，即归经是引经之前提，引经是归经之发展。

引经药的药性特点是善走善行，少有滋腻者，如桔梗、肉桂、细辛、川芎、升麻、白芷等。所以，临床上常用肉桂以引火归元；用桔梗作'舟楫之剂'以载药上行等。如天王补心丹中桔梗就是利用其轻清上浮之性，作为上焦之引经药。这类同于西医学近年提出的药物载体理论，即用一些特殊物质，如单克隆抗体等作为载体与药物结合使用，使之能直接到达发病部位，从而发挥疗效。

总之，药引不同于引经药，两种概念不能混淆。"

三、归经和引经药

学生马："老师，打开中药书籍，对于药物的描述都会有它的性味和归经，有些药归于单独的脏腑，有些药归于多个脏腑。药物的归经又是什么意思呢？"

宋教授："中药的归经理论属于中医对药物的药理认识，而我们所说的引经药是归经理论的具体运用，是具有一定的临床实用价值的。而中药的归经学说则是引经药理论的基石，若论引经，必先明归经。中药的归经学说源于《黄帝内经》，强调于元明。《素问·至真要大论》说：'主病之为君，佐君之为臣，应臣之为使。'明代何柏斋也曾说：'引经及治病之药至病所者，使也。'中药配方中之引经药，也伴此而来。

归经是以脏腑、经络理论为基础，以所治具体病证为依据的。《灵枢·海论》云：'十二经脉者，内属于府藏，外络于支节。'经络能沟通人体内外表里，在病变时，体表的疾病，可以影响到内脏；内脏的病变，也可以反映到体表。因此，人体各部分发生病变时所出现的证候，可以通过经络而获得系统的认识。正如学生单刚刚说的,肺经病变,常见到咳、喘的症状;肝经病变,每见胁痛、抽搐;心经病变,每见神昏、心悸,这些脏腑的病变引起了不同的症状,那么我们将药物的疗效与病机和脏腑、经络密切结合起来,就可以说明某药对某些脏腑、经络的病变起着主要治疗作用。那么学生单你能再举几个例子吗?"

学生单:"古人通过对药物能够治疗何种疾病的观察,来判断药物所归属的经脉,比如桔梗、杏仁能治胸闷、喘咳,归肺经;全蝎能定抽搐,归肝经;朱砂能安神,归心经。这些都是古人通过不断的临床实践,对病人进行试验性治疗而得到的宝贵经验,我们应当学习继承下来。"

宋教授:"没错,归经的理论具体指出药效的所在,是从疗效观察中总结出来的。某药能治某脏、某经的病证,即谓某药能入某脏、某经。

学生刘:"典籍对中药的描述除了有归经,还有药性和药味,这些跟归经有关系吗?"

宋教授:"当然,各药物的寒热温凉、四气五味、升降聚散走守、质轻质重等,不同的药物有不同的药性,这些东西决定了药物是否具有引经药的条件,所以并不是所有的药物都能成为引经药。故《素问•至真要大论》有云'夫五味入胃各归所喜,故酸先肝,苦先入心,甘先入脾,辛先入肺,咸先入肾'等论述。

一般的引经药有相应的归经、作用趋性等,举例来说,桔梗归肺经,其质清轻,引肺经;牛膝其性趋下,故引药下行;桑枝其性舒展,故引药归四肢。引经理论来源于归经理论却又高于归经理论,另外,引经的作用并非一成不变的,他还与药物的药性、组方配伍、药物的剂量、药物的炮制、病势影响、煎煮或服用方法等有关。

那么下面为大家讲讲,药物需要通过以下四个方面来发挥引经报使作用,首先为大家讲讲药物发挥引经报使作用需要的第一个条件:组方配伍,药物只有运用于组方当中,才能起到引经的作用,单用一味药物,不能成为引经药,也就是说,组方配伍是药物发挥引经报使作用的必备条件。

引经药在君臣佐使的组方结构中为使药,引导方中诸药到所需发挥作用的特定病所,如经络、部位、病所。如桔梗在参苓白术散中是引经药,而在桔梗甘草汤中为君药。当然,并不是任何情况下,有引经作用的药都会发挥引经报使的作用。这还要根据后面的三种情况来影响药物的引经作用。

第一个是药物的剂量,同一种药物,不同的药量会影响引经报使的发挥。有一些药物,不同的剂量的作用不同,如柴胡,小剂量时引药上行,如补中益气汤；大剂量则疏风清热、疏肝理气，如正柴胡饮、柴芍疏肝散。

第二个是煎煮或服用方法，药物和适当煎服方法也会在一定程度上影响药性从而影响引经报使的作用发挥，如白通、猪胆汁、童便作为引经药时都是兑服，不必煎煮。

第三个是药物的炮制，不同的炮制手段会在一定程度上改变药物的性味归经，如鳖血制归肝、蜜制归脾胃、归肺，醋制归肝，土炒入脾，盐炒入肾，酒炒上行等，相应药物的归经引经也改变。再如善清肺胃实热的知母经盐炙后导药下行，归肾经作用增强；又如生用上行胸府，外达肌表之香附经醋炙后入肝经作用增强，用于疏肝止痛，消积化滞；而一些苦寒药本清下焦湿热，酒制后不但缓和苦寒之性，并借酒升提之力引药上行，可清上焦邪热，如酒制黄柏。

所以有时候适当的炮制使药物更好地在特定的脏腑经络发挥作用，提高疗效。临床上为了使药物更好地适应病证，可根据病情及疾病所在的脏腑经络，采用适宜的炮制辅料及方法，以改变或增强药物的作用趋势。"

学生赵："中药方剂当中的使药原来是引经报使的意思，真的是中药方剂当中的画龙点睛之笔呀。"

宋教授："在中药复方结构中有君臣佐使之分，其中使药包括引经报使药。引经药在方剂中的作用与实质不仅是'引诸药直达病所'，更重要的是调节疾病脏腑阴阳，经络气机的功能，以利诸药更好发挥与增强疗效。引经药在方剂的组方法度中居于'使药'地位，只具有先驱先行作用，故不能喧宾夺主，混淆主次。比如我们常用的半夏泻心汤，本方是治疗手少阴心经的方剂，组方由半夏、黄芩、干姜、人参、甘草、黄连、大枣组成，主治胃气不宣，心下痞硬，或呕吐、肠鸣等症。那么这个方剂当中的使药是什么呢，方中黄连为引经药，入心经，只起消除上焦气痞作用。整个组方一起使用，才能达到完整的治疗目的。"

学生胡："我们知道很多的引经药，如黄连引药入心可泻心火，栀子引药入上焦以散胸膈之郁热，磁石引药入肾以益阴潜阳。《本草纲目》也有云：'十二经各有引药，在脏在腑，在气在血，为火为热，亦有引矣。'并谓桂枝'引诸药横行手臂'，牛膝能'引诸药下行'，穿山甲能'引经通窍'。而且引经药也有兼能，如升麻既能扶中，又能引邪外出；牛膝可引血、热、药、砂、石下行。这些药物就针灸的经外奇穴一样，效果显著而分类困难，要想一一记住可能需要很多年的临床经验才能将引经药用的顺手。老师有没有什么速成的办法呢？"

宋教授:"引经药确实是一个较为复杂的理论,不能像内外妇儿分科一样分章分节,条理清楚,对引经药进行条框分类,会极大地限制了引经药真正的临床作用,为了方便同学们学习和记忆,我大致跟大家说说我对于引经药物的分类使用吧。

首先,先从引经药的作用进行分类,药物引经报使的位置各不相同,引药上行的药物有桔梗等,《本草求真》曰:'桔梗系开提肺气之品,可为诸药舟楫,载之上浮。'如参苓白术散,借桔梗载诸药上浮,引归于肺,益肺利气,借肺之布精而养全身,倘若把它当作平喘之品删掉不用,则违背了《太平惠民和剂局方》的立法本义,疗效难著。王清任所创血府逐瘀汤以桔梗载众祛瘀之品上行,以除胸中之瘀;《伤寒论》中三物白散亦用桔梗引巴豆上升,以祛除胸中寒实,有学者通过实验提示了桔梗在该方剂中的'引向'作用,如果去掉桔梗,则仅能涤除腹水而不能荡涤胸水。临床亦有'诸根多降,桔梗能升'之药。

引药下行的药物有牛膝、旋覆花、童便等,《本经逢原》曰:'丹溪言牛膝能引诸药下行,筋骨痛风在下者宜加用之',牛膝可引诸药下行,故下肢关节痹病等症多用之。从历代医家的推崇至现今的高校教材均明确提到牛膝的'引药下行'之功,故牛膝可作为身体下部疾病的引经药使用,临床上治疗多发性神经根炎、坐骨神经痛、半身不遂、下肢肌痿无力等症,常随证加用,疗效颇著。旋覆花是治疗胃气上逆呃逆的一味'引药下行'之品,临床有'诸花皆升,唯旋覆花独降'之说。童便,又名还元水,功善下行,能引肺火下行,有引败血下行之效。

引经药最多的是引药物直达病所的,引药达病所的药物,临床使用十分广泛,这类药通常为剂中之先导,先引药入经,而对不能用经络循行来描述的部位也有明显的作用倾向,该类药的代表就是桔梗和牛膝。清代汪昂在《本草备要》谓桔梗曰:'为诸药舟楫,载之上浮,能引苦泄峻下之剂。至于至高之分成功。'桔梗在血府逐瘀汤中引诸药上除胸中之瘀,在三物白散中引巴豆上祛胸中之实寒。《本草分经》中谓牛膝曰'能引诸药下行'。牛膝在三妙散中引黄柏、苍术清下行之湿热,在壮骨丸中引诸药下行以壮筋骨。余者如羌活走上,独活走下,桑枝走四肢,桃仁、红花入血,全蝎、蜈蚣入络,小量柴胡走表等不胜枚举。如在左金丸中吴茱萸以其辛热入肝之性引黄连之苦寒以清肝火,兼能制黄连之寒,在白虎汤中石膏引导诸药入阳明而清热生津。又如桑枝引诸药达臂与手指;羌活引诸药达上肢;独活引诸药达下肢。少阳头痛专用柴胡,巅顶头痛用藁本,太阴头痛选苍术等。

刚才讲的这些引经药是将药物的有效成分引导到病变部位的药物，还有一类引经药物旨在调和阴阳、引邪外出，引导发散、攻邪、除瘀之品发挥其最大功效的引经药。

还有引火归元的引经药，金匮肾气丸和苏子降气汤中的肉桂即是一味引火归元之品，引导上浮之虚阳下归于肾，临床上在虚阳上越的戴阳证、阴盛格阳的格阳证中常常应用。

除此之外还有引正固本的引经药，本类引经药可在诸药发挥功效的基础上，引导正气恢复本来的状态。如中气虚弱、清阳下陷，导致脏器下垂者，在升陷汤、补中益气汤中运用升麻以升阳举陷，使中阳回位固本；气血失摄而出血者，用小蓟饮子中的当归引血归经。

气有余便是火，《本草备要》谓川椒曰：'能下行导火归源。'《张氏医通》在砂仁条说 '辛能润燥，引诸药归宿丹田'。我们的老前辈焦树德教授在他讲课的时候也提到过，砂仁可 '引气归元'。慢性肺源性心脏病、心衰反复发作，表现为肺肾气虚或虚多实少者，平时服用七味都气丸加砂仁，对改善肺肾功能，增强免疫功能，减少复发，有显著疗效。

有的引经药可以引气上升，对气具有引导的作用：该类引经药能够引导气的运行。在补中益气汤中用柴胡、升麻引清气上行而治疗清气下陷、脏器脱垂之证。《医方集解》在补中益气汤条说到 '胃中清气在下，必加升麻、柴胡以升之'。升麻、柴胡在补中益气汤中引清气上升，使该方显益气升提之功。去除升麻、柴胡该方只有补益气血之功，而不能益气升提，升举下陷之脏器。现代药理学研究也证明，用升麻其药效明显，去升麻其药效则降低，且不能持久，说明了升麻与其他药具有协同作用。

有的引经药可以引血下行，对于血有引导作用：该类引经药对血有特别强的亲和力，镇肝熄风汤重用牛膝为君，即取其引血下行之功，治肝风内动所引起的上行之血。以防 '血之与气，并走于上' 之 '大厥'。临床观察，该方如没有牛膝，那么用于高血压病人治眩晕的疗效则大为逊色。柏叶汤是用马通汁引血下行而治疗吐血，陈修园在《金匮方歌括》中论述该方时道：'马属火，取其通之同气以导之。' 小蓟饮子以当归引血归经治疗热损血络之尿血。

有的引经药可以引邪外达，本类引经药可为邪气开通出路，能引导邪气从皮毛而发或从大小便而出。如《素问·阴阳应象大论》所言：'其下者，引而竭之；其在皮者，汗而发之。' 一上一下皆是针对病邪的出路而言。《本草备要》谓栀子曰：'泄心肺之邪热，使之屈曲下行从小便出。' 在泽泻条记载其

'通，利水，泻膀胱火'。《资生经》在论述五苓散中泽泻的作用时谓其'泽泻导小便，小肠利而心气平'。八正散中大黄泻热降火，使瘀热从大便而解，使水气从小便而出；导赤散中木通引导小肠之热随小便而出；麻黄附子细辛汤中的细辛，可引导少阴经寒邪出于太阳之表。我们在学习方剂的时候对青蒿鳖甲煎应该有很深的印象，青蒿芳香透络，既可引少阳之邪热外出，又常与阴分之药鳖甲相配，具有先入后引邪外出之妙。我们在看一下升麻这味药，它可引上焦之邪热升散，《医宗金鉴》中评价李杲的清胃散曰：'仍用升麻辛凉，为本经捷使，引诸药直达血所。'还有如叶天士在众多清营分血热之品中，用金银花、连翘引营分邪热外走气分，取'入营犹可透热转气'之妙。柴胡可开邪热内闭，使邪气从内达外。在四逆散中可疏肝解郁，透邪升阳，条达肝气，开邪热内闭，使邪气从内达外，实在是用药巧妙。"

学生林："老师，所有的中药都有其相应的脏腑归经，那是不是都可以称为引经药了呢？"

宋教授："并不完全是这样，五脏六腑之引经药，常常是对该脏、该腑具有较强亲和性的药物，在临床使用过程中也可发现组方中添加少量该类型药物，可使整个方剂对疾病有着更好的疗效，比如桑白皮治疗肺燥所致的咳喘，方剂中加入桑白皮能引药入肺；桂枝、薤白在治疗胸闷、气短、心悸等心阳不通时，加入桂枝、薤白等能引药归心；香附、柴胡在治疗肝气郁滞、胁肋胀痛时，加入柴胡、香附可引药入肝。"

四、引经药的临床应用

学生孙："老师，刚才我们跟您学习了归经与引经药，我们临床运用的头部的引经药，是不是也可以算作部位引经的一类呢？临床上还有哪些比较常用的部位引经药呢？"

宋教授："当然可以，一些引经药具有明显的部位趋向，可引导别的药作用于病位。如川芎引药上行，牛膝引药下行，桔梗载药上达，肉桂引火归元；上肢痛用桂枝、桑枝、羌活，下肢痛选牛膝、独活等，均为实践所得，已为医者习用。此外，治疗头痛时，无论外感内伤，常佐用风药，如羌活、蔓荆子、防风等，实亦寓引经之意，李中梓对此解释为：'高巅之上，惟风可到。阴中之阳，自地升天也，在风寒湿固为正用，即虚与热亦假引经。'这些引经药的病位分类与经络分类密不可分。

因为头为诸阳之会，是六条阳经均需要经过的部位。在头部，引经药也是比较多的。如川芎，辛温走窜，走而不守，能上行头部，下达血海，外至皮毛，旁通四肢，为血中之气药。具有活血行气，祛风止痛的功效，是治疗头痛的良药，也是头部的引经药。用于头痛，无论风寒、风热、风湿、血虚、血瘀，均可随证配伍应用。故李东垣曾言'头痛须用川芎'。还有藁本，辛温，气味香烈，入足太阳经，兼通督脉，善达巅顶。它为发散风寒药，具有祛风散寒，胜湿止痛的功效，为头部的引经药，常用于外感风寒或风湿而引起的头痛、偏头痛。《本草正义》：'藁本味辛气温，上行辛善。'同学们可以自己整理一下头痛的引经药和配伍。

【学生课后整理：川芎风寒头痛配羌活、细辛、白芷，常用方剂川芎茶调散；风热头痛配菊花、石膏，常用方剂芎芷石膏汤；风湿头痛配羌活、独活，常用方剂羌活胜湿汤；血瘀头痛配赤芍、麝香，常用方剂通窍活血汤等。藁本用于风寒感冒，巅顶疼痛，亦可与川芎、羌活、细辛、白芷配伍；风湿头痛亦可与羌活、独活、川芎配伍；偏头痛亦可与川芎、柴胡等配伍。】

说完了头部，按照顺序我们下面说一下颈部。

在颈部，常使用的引经药有羌活，该药辛苦，性温，气味雄烈，上升发表力强，入膀胱经，长于散肌表游风及寒湿之邪，走肝肾经又可通利关节而止疼痛，故对外感风寒或风湿而引起的头痛、项强、一身疼痛或风寒湿痹、关节疼痛等症，都可应用。而对上半身肌肉风湿疼痛，或腰背部肌肉畏冷挛缩者，用之尤佳。而且，羌活能助膀胱气化，行太阳之表，畅督脉经气，故以其作为颈部疾患的引经要药。赵同学负责把身体其他部位的引经药整理一下，在这里就不多说了。

【学生课后整理：在胸胁部，常使用的引经药有柴胡、香附等。柴胡，苦、辛，微寒，归肝胆经，性善条达肝气，疏肝解郁。柴胡具有轻清上升，宣透疏达之性，长于疏散少阳半表半里之邪，是为治邪在少阳之要药，常用的方剂为小柴胡汤。治疗肝失疏泄，气机郁阻所致的胸胁或少腹胀痛、情志抑郁、妇女月经失调、痛经，常与香附、川芎、白芍同用，如柴胡疏肝散。若肝郁脾虚，妇女月经不调，乳房胀痛，胁肋作痛，常配伍当归、白芍，如逍遥散。本品辛散苦泄，主入肝胆，为胸胁部引经药。香附，为理气药，辛、微苦、微甘、平。归肝经、三焦经。其主要功效为疏肝理气，调经止痛，是胸胁部的重要引经药。用于肝郁气滞诸痛证，治胸、胁、肋胀痛，常配伍柴胡、白芍，如柴胡疏肝散。用于肝郁月经不调，痛经，乳房胀痛，为妇科调经止痛之要药，治月经不调、痛经、经闭，多与柴胡、当归配伍。本品尤长于疏肝解郁，理气止痛，故凡肝气郁滞所致胸胁脘腹胀痛为常用药，故前人称之为'气病之总司，妇科之主帅也'。

在腰部，常使用的引经药有狗脊等，狗脊苦甘，性温，能补能行，功能补肝肾，强腰脊，坚筋骨，利俯仰，兼除风寒湿邪，故常用于腰脊酸痛，俯仰不利，膝痛脚弱，筋骨不利，尤其是腰痛病变狗脊为常用药，亦是腰痛的引经药。《本草正义》所言狗脊：'能温养肝肾，通调百脉，强腰膝，坚脊骨，又能固摄冲带，坚强督任，引经向导。'用于风湿腰痛、痹证出现的疼痛，肢体麻木，足弱无力，常与补养气血、通痹活络药同用，如狗脊饮。用于肝肾不足而出现的腰痛脊强，小便失禁，常与杜仲、桑寄生、菟丝子、牛膝、熟地、山茱萸、鹿角胶等配伍。

在四肢，常使用的引经药有羌活、姜黄、桑枝、独活、牛膝、木瓜等。

羌活，辛散祛风、味苦燥湿、性温散寒，有较强的祛风湿，止痛作用，主治风寒湿痹证，肢节疼痛。其入足太阳膀胱经，长于散肌表游风及寒湿之邪，走肝肾经又通利关节而止疼痛。故对外感风寒或风湿而引起的头痛、背强、一身尽痛或风寒湿痹、关节疼痛都可应用。而对上半身肌肉风湿痛用之尤宜。

姜黄，辛散、苦燥、温通，外散风寒湿邪，内行气血，温经止痛，尤长于上肢肩臂而除痹痛。凡气滞血瘀而致的胸胁脘腹疼痛，肢体疼痛，经闭腹痛，以及跌打损伤瘀肿皆可应用，如姜黄散。以其辛散横行，长于行肢臂而能通利筋脉，治风湿痹证，关节不利，肩臂酸痛，其引经效果尤佳，常用方剂，蠲痹汤。桑枝，性平，祛风湿而善达四肢经络，通利关节，用于风湿痹痛，尤适上肢痹痛。用于风湿手臂麻木，常与威灵仙、防己、当归等同用，如桑枝汤。

独活，辛散、苦燥、温通，归肾、肝、膀胱经，为祛风散寒除湿之要药，凡风寒湿痹，不论新久均可应用，性善引药下行，善祛在下、在里之风湿，对下半身肌肉关节疼痛最适宜。治风湿痹痛，腰膝两足偏重者，常与桑寄生、秦艽、牛膝等同用，如独活寄生汤。《本草正》：'专理下焦风湿，两足痛痹，湿痒拘挛。'

牛膝，苦、甘、酸，平，归肝、肾经。其主要功效是用于腰膝酸痛，下肢痿软。既能活血化瘀，又能补益肝肾，强筋健骨，兼能祛除风湿。用于腰膝关节酸痛，尤其下肢风湿痹痛，偏湿热者，常与苍术、黄柏同用，如三妙丸；偏于寒者，常与独活同用。亦用于上部火热上炎诸证，能引上炎之火（血）下行，亦能引诸药下行。

木瓜，酸温气香，入肝脾二经，味酸入肝能舒筋活络，气香入脾能化湿和胃，长于治风湿痹痛、筋脉拘急、脚气肿痛及吐泻转筋，专于引药下行。对于脚气属寒湿者，常与苏叶、吴茱萸、生姜同用，如鸡鸣散；湿热脚气，可与黄柏、革薢等同用。治腰膝酸痛，常与续断等同用，如续断汤。】

宋教授："说完了部位引经，还有一种引经药分类，就是按照三焦来分，我们根据三焦辨证的理论引导找到归属于上中下三焦的引经药物。

上焦位于三焦的上部，从咽喉至胸膈部分。《灵枢·营卫生会》：'上焦出于胃上口，并咽以上，贯膈而布胸中。'其中包括了胸胁，还有心肺两个重要脏器。柴胡、香附为上焦引经药，运用于临床，能开郁散滞而通达上下，使肝经气血畅行。桔梗为肺经主要引经药，本品苦辛，平，归肺经，用于肺气不宣之咳嗽痰多、咽痛失音以及肺痈。桔梗的作用从部位而言，以肺经为主，有明显的引药入肺的作用。黄连为心经引经药，本品苦寒，善清心胃二经实火，主治烦躁失眠，尚可泻火凉血，为清心除烦，治疗口舌生疮之要药，常与黄芩、栀子同用，如黄连解毒汤。

中焦病症主要包括手阳明大肠经、足阳明胃经和足太阴脾经的病变，足阳明胃经引经药有升麻、石膏等。升麻，辛、微甘，微寒。本品入脾胃经，善引脾胃的清阳之气上升，故常用于治中气不足，气虚下陷所致的脘腹重坠，久泻滑脱，脱肛、子宫下垂、肾下垂等，常与柴胡、党参、黄芪同用，如补中益气汤。石膏，辛、甘，大寒。本品功能清泻胃火，用于胃热、胃火上攻引起的牙龈肿痛，如清胃散、玉女煎。

下焦位于三焦的下部，主要是肝肾和腰府之所在。足少阴肾经引经药用肉桂、知母。肉桂，辛、甘，大热，归肾、肝经，用于阳痿，宫冷。本品辛甘大热，能补火助阳，益阳消阴，引火归元，凡肾阳不足导致的虚阳上浮、上热下寒，为治命门火衰之要药，主要功效趋于下焦，常用方剂如金匮肾气丸、右归丸等。知母，苦、甘，寒。入下焦肾经滋肾阴，泻肾火，退骨蒸，用于阴虚火旺所致的骨蒸潮热、盗汗、心烦者，如知柏地黄丸。足厥阴肝经引经药用青皮、吴茱萸、川芎、柴胡。川芎、柴胡，前有所述。青皮苦、辛，温，主要归肝胆经，下焦，用于肝郁气滞，气滞脘腹疼痛。吴茱萸，辛、苦，热，主要归肝、肾经，既善除肝经之寒邪，又疏肝经之寒邪，为治肝寒气滞诸痛之主药。足太阳膀胱经和督脉的引经药用仙茅、杜仲。仙茅，本品辛热燥烈，能补肾阳，除寒湿，强筋骨，用于肾阳不足，命门火衰，阳痿精冷，小便频数，常与熟地、淫羊藿、枸杞子同用。杜仲，甘，温，归肝肾经，用于肾虚腰痛及各种腰痛，《神农本草经》：'主腰脊痛，补中，益精气，坚筋骨，强志，除阴下湿，小便余沥，久服轻身耐老。'

按照经络来分类更是一目了然了，在这里我就不再重复，有没有同学跟大家讲讲呢？"

学生单："按照六经辨证对引经药进行分类，此类药为临床所常用，多为治疗外感六经病症各方的主药，如桂枝、白芍、细辛、黄连、石膏、知母等，都是六经辨证中六经主方的主药。其他如羌活、独活、葱白、川芎、青皮等，也是金元以来医家治疗外感表证常用方剂中的主药。这些引经药既有引药入经之效，又能在方中发挥其主要治疗作用。引经药在方剂中先驱先行，引药入经。在内科杂病中应用这些药物时，多为引经报使之用。经络分类如左金丸为清泻肝火之剂，方中吴茱萸辛热入肝，黄连苦寒入心，吴茱萸为肝经引药，可引黄连之寒来清肝火。白虎汤主治阳明经热盛，石膏用以引诸药入阳明经而生清热生津之效。麻黄附子细辛汤中，细辛可引导少阴经寒邪出于太阳之表等。涉经各异的头痛，《丹溪心法》在治疗时即注重引经药的运用，指出：'头痛须用川芎，如不愈各加引经药，太阳川芎，阳明白芷，少阳柴胡，太阴苍术，少阴细辛，厥阴吴茱萸。'"

宋教授："说得很对，药有个性之专长，引经药也不例外。在临床运用中，应谨遵辨证论治的原则，充分结合其固有功效，尽量使功效与引导相统一，有的放矢，避免盲目使用，以物尽其用。

如细辛和黄连同为手少阴心经引经药，黄连味苦性寒，心火盛者用之；细辛味辛性温，心经寒水用之，故清心火时选黄连，通心阳时用细辛。肉桂和知母同为足少阴肾经的引经药，肉桂性甘大热，畏寒肢冷者用之；知母辛苦，肾阴虚相火旺，骨蒸潮热者用之。苍术、升麻、白芍同为太阴脾经引经药，根据其功效特点：苍术苦温，湿邪困脾者用之；升麻辛凉，脾气下陷者用之；白芍苦酸，肝脾失调者用之。

引经药其引导作用也并非固定不移。作为方剂的一个组成部分，引经药只有和方中诸药合理搭配才能发挥最大作用。以牛膝为例，作为下焦腰膝引经药，配伍苍术、黄柏则为治疗湿热下注腰膝肿痛的三妙散；配伍熟地黄、龟甲、知母、虎骨（已禁用，现用代用品）、锁阳、黄柏、陈皮、白芍则为滋阴降火，强筋健骨之壮骨丸。

在有些方剂中引经药也起着主要的治疗作用。如羌活为足太阳膀胱经引经药，但是可作为治太阳风水相搏一身尽痛的主药。病位辨证是中医临床中的重要一环，而辨清病位后如何用药是决定药物疗效的关键所在。自秦汉时期以来，广大医家根据药物的趋向性，以所治具体病证为依据，从疗效观察中总结出一些有特定作用部位的药物，即引经药，并形成了完善的引经理论。

临床中辨证运用这些引经药物，使诸药药力集中于某一部位，直达病所，会对疾病的治疗起到事半功倍的效果。

明确病位后再恰当的选择引经药物，从而'引诸药直达病所'，常能增强方药的作用疗效，起到事半功倍的效果。

当然，引经药固有引导药力入经的先驱作用，但其副作用不可忽视。如：具升浮性质的引经药细辛、藁木、独活、羌活、白芷、川芎、苍术、吴茱萸、青皮等，都具有耗气伤阴的副作用。具沉降性质的引经药如黄柏、黄芩、黄连、石膏、知母、栀子等，既有清热泻火之功能，又具抑制阳气的副作用。因此在配方时，引经药的剂量不宜过大，一般以中小剂量为宜。

因此，我们在临床使用引经药的时候，也要注意以下几点。首先，引经作用并非不变，不同的炮制手段可改变药物的性能，如土炒入脾，醋制入肝，盐炒入肾，蜜制归肺，酒炒上行。引经药的引导作用随炮制不同也会随之发生变化。

其次要注重辨证论治，有的放矢运用引经药，应以辨证为前提，充分考虑其本身的药性与功能，尽可能功能与导向统一，使药效得以充分发挥。如手少阴心经引经药黄连与细辛，清心火时选黄连，通心阳时用细辛。再如痛泻要方中的防风，既能引药入脾，又能散肝郁，舒脾气，胜湿止泻。龙胆泻肝汤之柴胡，既能引药入肝胆，又能舒畅肝胆。

最后要摆脱束缚，重视功能，不拘引经临床辨证用药组方，重要的是看药物的基本功能，而非一味强调某药的引经作用。实际上在众多的方剂中，选用药物的依据主要是功能与归经，而选药引经的则为数较少，这就是说，引经的作用是重要的，但并非必需的。因此，不能过分夸大引经药的作用。

引经药若能熟练掌握，并与中医学、方剂学紧密结合，合理运用，则治疗各经的寒证、热证方能得心应手。不但寒、热两证如此，即使虚、实、表、里诸证，也均需在辨清寒、热的前提下，遣方用药，引药入经。经证如此，腑证、脏证无不如此。因此，熟练掌握引经报使药，并使之不断完善，对于指导临床有很大帮助。对引经理论进行深入研究可将中药归经理论与方剂配伍理论有机结合，对中医药基础理论的发展及靶向给药思想的研究具有显著的促进意义。"

五、引经药综合整理
——由学生课后根据教材及各类相关书籍总结而成

六经辨证常用引经药：

太阳经用羌活、防风、藁本；

阳明经用升麻、葛根、白芷；

少阳经用柴胡；

太阴经用苍术；

少阴经用独活、细辛；

厥阴经用青皮、川芎。

十二经常用引经药：

手太阴肺经：桔梗、升麻、葱白、辛夷、白芷等；

手少阴心经：黄连、细辛等；

手厥阴心包经：丹皮、柴胡等；

手太阳小肠经：木通、竹叶等；

手少阳三焦经：柴胡、连翘等；

手阳明大肠经：白芷、升麻、石膏等；

足太阴脾经：升麻、苍术、葛根、白芍等；

足少阴肾经：独活、肉桂、知母、细辛等；

足少阳胆经：青皮、柴胡等；

足阳明胃经：白芷、升麻、石膏、葛根等。

奇经八脉引经药：

督脉用药：附子、苍耳子、细辛、羊脊骨、鹿角霜、鹿角胶、藁本、枸杞子、肉桂、鹿衔草、黄芪等；

任脉、冲脉用药：龟板、王不留行、巴戟天、香附、川芎、鳖甲、木香、当归、白术、槟榔、苍术、吴茱萸、枸杞子、丹参、甘草、鹿衔草等；

带脉用药：当归、白芍、川断、龙骨、艾叶、升麻、五味子等；

蹻脉用药：肉桂、防己、穿山甲、虎骨（已禁用，现用代用品）等；

维脉用药：桂枝、白芍、黄芪等。

头部引经药：

头痛须用川芎，如不愈，各加引经药。

太阳：川芎；

阳明：白芷；

少阳：柴胡；

太阴：苍术；

少阴：细辛；

厥阴：吴茱萸。

六、痹证的"引经药"
——由学生课后根据教材及各类相关书籍总结而成

引经药综合分类之痹证"引经药"：

肩肘等上肢关节疼痛，加羌活、白芷、姜黄、川芎祛风通络止痛；

膝踝等下肢关节疼痛，加独活、牛膝、萆薢、防己通经活络，祛风止痛；

肩前及肘前缘属手阳明经、手太阴经脉，循行经过部位疼痛加白芷、桂枝；

肩后及肘后缘属手太阳经、手少阴经，疼痛加丹参、郁金；

肩侧及肘外侧疼痛，加香附、路路通；

下肢股后、腘窝、足跟属足太阳经，疼痛加威灵仙、独活；

股前、膝胫、足背属足阳明经，疼痛加徐长卿、王不留行；

股外侧属足少阳经，疼痛加青皮、川芎；

股内侧属足少阴经，疼痛加苍术、牛膝。

◎ 第二节　燥痹常用药及引经药 ◎

一、党参

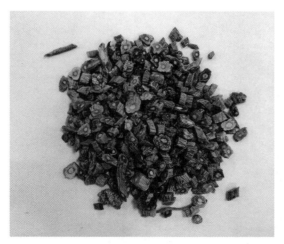

图 3-2-1　党参

【党参】　味甘，性平（图 3-2-1）。

归脾、肺经。

具有补中益气，和胃生津，祛痰止咳之功效。

主治脾胃虚弱，气血两亏，脾虚食少，口渴，久泻，脱肛。

现代药理研究：

1. 党参可显著降低胃液、胃酸分泌和胃蛋白酶活性，有抗溃疡、抗胃黏膜损伤的作用，对胃肠运动亦有一定的影响。

2. 党参能增强小鼠的学习记忆能力，抑制小鼠自发活动。

3. 党参配入复方中有降低营分证体温的作用。

4. 党参有抗疲劳、耐寒、耐高温、耐缺氧作用，对辐射损伤有保护作用。

5. 党参有一定增强机体免疫系统功能的作用。

6. 党参可改善心肌能量代谢，补气强心，增强动物心肌耐缺氧能力。

7. 党参能减少白细胞数，增加红细胞及血红蛋白，抑制血小板聚集，有抗血栓作用。

8. 党参有一定升高血糖作用。

9. 党参能较明显增强离体子宫的收缩，并有较好的安胎作用。

10. 党参有较明显的抗炎作用。

11. 党参有抗衰老作用。

12. 党参能维持肺有效的摄氧功能。

二、茯苓

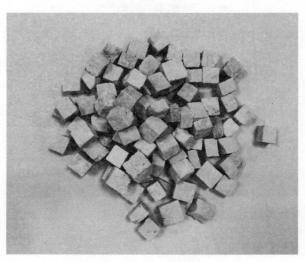

图 3-2-2　茯苓

【茯苓】 性平，味甘（图3-2-2）。

归心、肺、脾、肾经。

具有利水渗湿、健脾宁心的功效。

主治水肿尿少，痰饮眩悸，脾虚食少，便溏泄泻，心神不宁，惊悸失眠等病证。

现代药理研究：

1. 茯苓有利尿作用。

2. 茯苓有保肝的作用。

3. 茯苓具有镇静作用。

4. 茯苓有一定的抗肿瘤作用。

5. 茯苓多糖能增强巨噬细胞功能，增强免疫功能。

6. 茯苓有强心作用，但高浓度时有抑制作用。

7. 茯苓还具有抗溃疡、抗菌、降血糖、松弛离体肠管及杀灭钩端螺旋体的作用。

三、黄芪

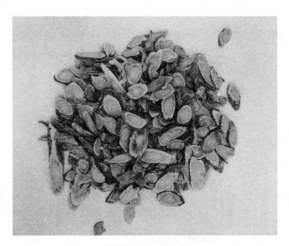

图3-2-3　黄芪

【黄芪】 味甘，性温（图3-2-3）。

归脾、肺经。

具有补气固表、利尿、托毒、排脓、敛疮生肌的功效。

主治气虚乏力，食少便溏，中气下陷，久泻脱肛。

现代药理研究：

1. 黄芪能对抗免疫抑制剂的作用。

2. 黄芪有强心、限制或缩小心肌梗死面积，以及改善心肌炎症状、抗应激、抗心肌缺血的作用，能扩张血管，扩张冠脉，降低血压，改善心肌氧的代谢平衡。

3. 黄芪能抑制血小板聚集，抗血栓，并可提高造血功能。

4. 黄芪可使细胞的生理代谢作用增强，双向调节血糖浓度。

5. 黄芪有抗肿瘤作用。

6. 黄芪有抗衰老作用。

7. 黄芪对肾炎、肾衰竭、肾病综合征、慢性肾功能不全均有治疗作用。

8. 黄芪能增强脑部功能，有镇痛、镇静作用。

9. 黄芪对实验性肝炎有保护作用，可增强小肠运动各平滑肌紧张度。

10. 黄芪有抗菌、抗病毒作用。

11. 黄芪对大鼠离体子宫有收缩作用，有促雌激素样作用。

12. 黄芪有抗辐射作用，并对造血和免疫系统有保护作用。

13. 黄芪有明显的抗疲劳作用。

四、生地黄

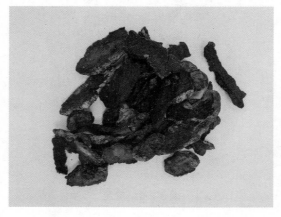

图 3-2-4　生地黄

【生地黄】　味甘、苦，性寒（图 3-2-4）。

归心、肝、肾经。

具有清热凉血，养阴生津之功效。

主治阴虚发热，消渴，吐血，衄血，血崩，月经不调，胎动不安，阴伤便秘。

现代药理研究：

1．生地黄有降血糖作用。

2．生地黄有强心利尿作用。生地黄增加心脏搏出量，冠脉血流量和心肌营养性血流量；生地黄水煎浸膏剂或醇浸剂对麻醉犬均有降压作用。

3．生地黄有止血作用。

4．生地黄有抗炎、抗过敏作用。

5．生地黄有抗菌作用。

6．生地黄有滋阴作用。

7．生地黄有抗氧化、抗衰老作用。

8．生地黄提取液对人扁桃体细胞的干扰素有诱生作用。

9．生地黄对肾上腺皮质激素有离解作用。

10．生地黄对免疫功能有影响，一般表现为促进作用。

11．生地黄还有保肝、抗肿瘤、抗放射性损伤作用。

五、甘草

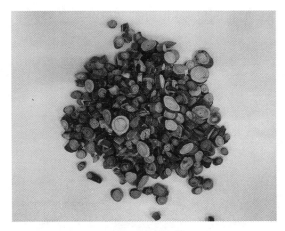

图 3-2-5　甘草

【甘草】　味甘，性平（图 3-2-5）。

归脾、胃、肺经。

具有补脾益气，清热解毒，祛痰止咳，缓急止痛，调和诸药之功效。

主治补脾益气，清热解毒，祛痰止咳，缓急止痛，调和诸药。

现代药理研究：

1. 甘草具有很强的抗胃溃疡作用。

2. 甘草有突触后抑制作用，对胃肠平滑肌具有解痉作用。

3. 甘草对肝脏有明显的保护作用，还有抗脂质氧化作用。

4. 甘草有抗过敏作用，对机体的吞噬功能可呈双向调节作用，甘草也能增强特异免疫功能。

5. 甘草有糖皮质激素样作用。

6. 甘草有明显的抗炎作用。

7. 甘草有镇静、解热、镇痛作用，还能有效提高听觉能力。

8. 甘草对心脏有兴奋作用，增大心脏收缩幅度，还有抗心律失常及降血脂作用。

9. 甘草有明显的抗菌、抗病毒作用，对艾滋病毒具有破坏和抑制其增生的作用。

10. 甘草通过作用于中枢神经而产生镇咳作用，也有一定的平喘作用。

11. 甘草有抗肿瘤、抗氧化及抗衰老作用。

12. 甘草对某些药物、食物、体内代谢产物及其细菌毒素所致的中毒都有一定的解毒作用。同时还有解毒增效作用。

13. 甘草有明显的抗利尿作用，可抑制雌激素对未成年动物子宫的增长作用。

14. 甘草在方药组合、配方、免疫中均具有双向调节作用。

六、白术

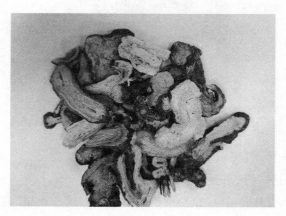

图 3-2-6 白术

【白术】 味苦、甘，性温（图3-2-6）。

　　　　归脾、胃经。

　　　　具有健脾益气、燥湿利水、止汗、安胎之功效。

　　　　主治脾虚食少，腹胀泄泻，痰饮眩悸，水肿，自汗，胎动不安。

现代药理研究：

1．白术有保肝利胆作用。

2．白术有显著而持久的利尿作用。

3．白术能促进细胞免疫，增强血清中 IgG 的含量，在白细胞减少时还有升白细胞作用。

4．白术挥发油有明显的抗肿瘤作用。

5．白术对心脏有抑制作用，使血管平滑肌扩张从而降压，并有镇静及兴奋呼吸的作用。

6．白术能降低血糖，对血小板的减少有明显的抑制作用。

7．白术对多种细菌均有不同程度的抑制作用。

8．白术对家兔、豚鼠、小鼠和大鼠的子宫平滑肌的收缩有明显的抑制作用。

9．白术挥发油有镇痛作用。

10．白术有较明显的强壮作用。

七、忍冬藤

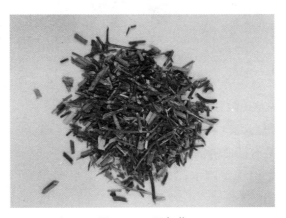

图 3-2-7　忍冬藤

【忍冬藤】 味甘，性寒（图3-2-7）。

　　　　　归肺、胃经。

具有清热解毒，疏风通络之功效。

主治温病发热，热毒血痢，痈肿疮疡，风湿热痹，关节红肿热痛。

现代药理研究：

1. 忍冬藤有抗菌、消炎作用。

2. 忍冬藤对心血管有降低心脏输出量，增加心率的作用，对动脉粥样硬化性病变，有降低血胆固醇的作用。

3. 忍冬藤有解痉作用。

4. 忍冬藤的木犀草素有较好的祛痰作用，对腹水癌细胞体外培养有抑制生长的作用。

八、鸡血藤

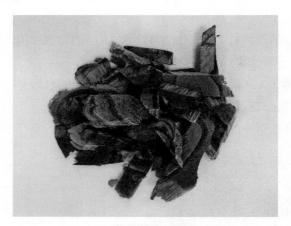

图 3-2-8　鸡血藤

【鸡血藤】　味苦、微甘，性温（图 3-2-8）。

归心、脾经。

具有活血舒筋，养血调经之功效。

主治手足麻木，肢体瘫痪，风湿痹痛，妇女月经不调、痛经、闭经。

现代药理研究：

1. 鸡血藤水煎剂具有调脂作用。

2. 鸡血藤提取物有抗凝、促凝、抗纤溶和促纤溶作用。

3. 鸡血藤对异常免疫功能有低调高、高调低的双向调节作用。

4. 鸡血藤有降压作用，对实验动物的在体心脏有抑制作用。

5. 鸡血藤有显著的抗早孕作用。

九、泽泻

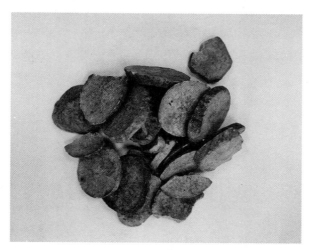

图 3-2-9　泽泻

【泽泻】　味甘，性寒（图 3-2-9）。

归肾、膀胱经。

具有利水，渗湿，泄热之功效。

主治小便不利，水肿胀满，呕吐，泻痢，痰饮，脚气，淋病，尿血。

现代药理研究：

1. 泽泻对家兔实验性高脂血症有防治作用。

2. 泽泻具有抗脂肪肝作用，对急性肝损伤有保护作用。

3. 泽泻对人和动物均有利尿作用。

4. 泽泻醇提物有明显扩张冠脉、抑制血小板聚集的作用；泽泻浸膏有轻度降压与松弛主动脉条纹收缩的作用。

5. 泽泻水煎剂具有抗炎作用。

6. 泽泻水煎剂可抑制接触性皮炎，泽泻素对人红细胞、小鼠脾淋巴细胞的聚集和巨噬细胞移动抑制具有选择性作用。

7. 泽泻提取物有轻度降血糖与抗兔肌痉挛的作用。

十、山药

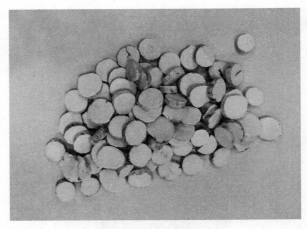

图 3-2-10 山药

【山药】 味甘,性平(图 3-2-10)。

归脾、肺、肾经。

具有健脾补肺,固肾益精之功效。

主治脾虚泄泻,久痢,虚劳咳嗽,消渴,遗精、带下,小便频数。

现代药理研究:

1. 山药具有刺激小肠运动、促进肠道内容物排空的作用,能抑制胃排空运动及肠道推进运动,并能拮抗离体回肠直性收缩,增强小肠吸收功能。

2. 山药有降血糖作用。

3. 山药能增加小鼠脾脏重量,增强机体免疫功能。

4. 山药具有极显著的常压耐缺氧能力。

5. 山药具有较好的延缓衰老作用。

十一、杜仲

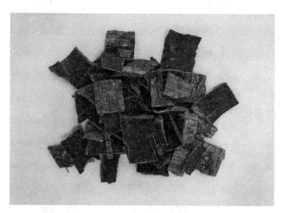

图 3-2-11　杜仲

【杜仲】　味甘、微辛，性温（图 3-2-11）。

归肝、肾经。

具有补肝肾，强筋骨，安胎之功效。

主治腰脊酸疼，足膝痿弱，小便余沥，阴下湿痒，胎漏欲堕，胎动不安，高血压。

现代药理研究：

1. 杜仲具有使小鼠胸腺萎缩的作用，提高体液免疫功能。

2. 杜仲有强心、降压作用。

3. 杜仲有促进肝糖原堆积、使血糖增高的作用。

4. 杜仲有抗炎的作用，能增加血液中皮质醇的分泌。

5. 杜仲能增强动物活动能力，及抗冻、耐缺氧能力。

6. 杜仲有镇静、镇痛作用。

7. 杜仲能显著抑制大鼠离体子宫的自发活动，降低其频率和收缩强度。

8. 杜仲有抗细菌和抗真菌作用。

9. 杜仲有明显抗肿瘤作用。

10. 杜仲有抗凝血作用。

11. 杜仲能延缓衰老，对大鼠肝脏、肌肉的脂质过氧化有明显保护作用。

12. 杜仲可促进人体的皮肤、骨骼、肌肉蛋白质胶原的合成和分解，具有促进代谢、防止衰退的功能。

13．杜仲有利尿作用。

十二、山茱萸

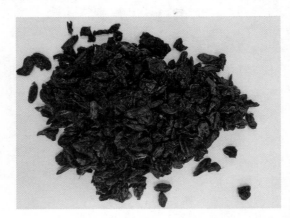

图 3-2-12　山茱萸

【山茱萸】　味酸、涩，性微温（图 3-2-12）。

归肝、肾经。

具有补益肝肾、涩精固脱、止带止崩、收敛止汗、生津止渴的功效。

主治眩晕耳鸣，腰膝酸痛，阳痿遗精，遗尿尿频，崩漏带下，大汗虚脱，内热消渴，妇女体虚，月经过多。

现代药理研究：

1．山茱萸有一定的升高肝糖原的作用，可对抗肾上腺素性高血糖。

2．山茱萸可促进细胞免疫、体液免疫功能，抑制单核吞噬系统的功能，并能明显抑制 SRBC（足跖增厚法绵羊红细胞）所致迟发型足趾肿胀及 DNCB（二硝基氯苯）所致接触性皮炎。

3．山茱萸具有抗休克作用。

4．山茱萸可抑制血小板聚集，降低血黏度。

5．山茱萸能增强心肌收缩性，促血压升高。

6．山茱萸有抗炎作用。

7．山茱萸有一定的抑菌作用。

8．山茱萸具有抗癌作用。

9. 山茱萸有抗实验性肝损害作用。

10. 山茱萸有利尿作用。

11. 山茱萸能抑制脂质过氧化，防止脂肪分解。

12. 山茱萸具有增强小鼠体力和抗疲劳、耐缺氧和增强记忆力的作用。

十三、防风

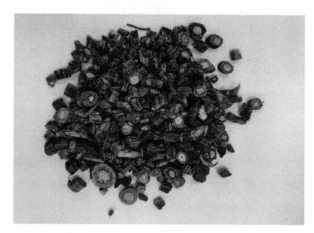

图 3-2-13　防风

【防风】　味辛、甘，性微温（图 3-2-13）。

　　　　　归膀胱、肺、脾、肝经。

　　　　　具有祛风解表，胜湿止痛，止痉之功效。

　　　　　主治外感表证，风疹瘙痒，风湿痹痛，破伤风，脾虚湿盛。

现代药理研究：

1. 防风有镇静和抗惊厥作用。

2. 防风有解热和镇痛作用。

3. 防风有抗菌、抗病毒作用。

4. 防风有抗炎、抗过敏作用。

5. 防风对免疫系统有增强作用。

6. 防风有抗凝血作用。

十四、延胡索

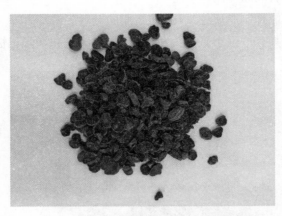

图 3-2-14　延胡索

【延胡索】　味辛、苦，性温（图 3-2-14）。

归心、肝、脾经。

具有活血，行气，止痛之功效。

主治全身各部气滞血瘀之痛，痛经，经闭，癥瘕，产后瘀阻，跌仆损伤，疝气作痛。

现代药理研究：

1．延胡索乙素对心脏有先兴奋后抑制的双向调节的作用。延胡索碱对心律有抑制作用。

2．延胡索总碱、大叶延胡索或延胡索醇提物均有扩张冠脉、增加冠脉流量、抗心肌梗死的作用。

3．延胡索总碱对心律失常有明显保护作用。

4．延胡索注射液对动物收缩压、舒张压均有降低作用。

5．延胡索乙素有明显镇静催眠、安定、镇痛、中枢性镇吐与降温作用。

6．延胡索对离体肌肉均有松弛作用。

7．延胡索对多种类型的胃溃疡均有抑制作用。

8．延胡索还有解痉作用。

9．延胡索乙素对常压和减压缺氧均有保护作用，对垂体肾上腺分泌有促进作用。

十五、当归——带脉引经药

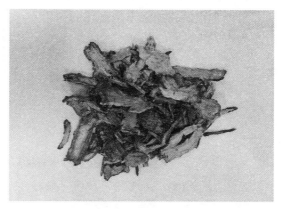

图 3-2-15　当归

【当归】　味甘、辛、苦,性温(图 3-2-15)。

　　　　　归肝、心、脾经。

　　　　　具有补血活血、调经止痛、润肠通便之功效。

　　　　　主治血虚诸证,眩晕心悸,月经不调、经闭、痛经、崩漏,虚寒腹痛,肠燥便秘,风寒湿痹,跌打损伤,痈疽疮疡。

现代药理研究:

1. 当归能降低心肌兴奋性;扩张冠脉,增加冠脉流量;降低心肌耗氧量,降低血压下降;有抗心律失常作用,抗动脉粥样硬化效应,还有改善微循环作用。

2. 当归能明显抑制血小板聚集,抗血栓形成;可增强红细胞输氧功能;能促进红细胞及血红蛋白的生成;还可降低血脂。

3. 当归对机体免疫有提高作用。

4. 当归对子宫平滑肌呈双向调节作用。

5. 当归有抗氧化和清除自由基作用;有抗辐射损伤作用;并有抗缺氧、抗疲劳、抗肿瘤作用。

6. 当归对中枢神经系统有轻度抑制作用;对小鼠体温有降温作用;对小鼠学习记忆有明显影响。

7. 当归有抗炎、抗变态反应作用。

8. 当归能抑制肠肌收缩,抑制胃刺激引起的胃酸分泌。

9. 当归有一定的保肝作用，能明显促进胆汁分泌。

10. 当归对肾脏有保护作用，具有利尿作用，对膀胱平滑肌有兴奋作用。

11. 当归对局部组织有止血和加强末梢循环的作用。

12. 当归有抗菌作用。

十六、白芍——足太阴脾经引经药

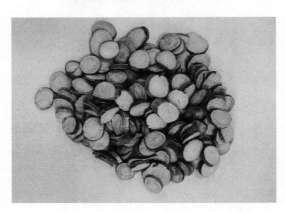

图 3-2-16　白芍

【白芍】　味苦、酸，性微寒（图3-2-16）。

　　　　归肝、脾经。

　　　　具有养血柔肝，缓中止痛，敛阴收汗之功效。

　　　　主治胸腹、胁肋疼痛，泻痢腹痛，自汗盗汗，阴虚发热，月经不调，崩漏，带下。

现代药理研究：

1. 白芍能调节机体免疫系统。

2. 白芍有镇静、抗惊厥、镇痛、降温作用；白芍总苷能增强正常小鼠的学习和短时记忆。

3. 白芍对肝脏有保护作用，对胃液分泌有抑制作用。

4. 白芍能显著增加小鼠心肌的营养性血流量，有升高血压和增强心音的作用。

5. 白芍可抑制血小板聚集和血栓的形成。

6. 白芍有抗炎作用。

7. 白芍有耐缺氧、耐高温，滋补、强壮作用。

8. 白芍有较好的抗菌及直接抗病毒作用。

9. 白芍有较好的解痉作用,还有抗早孕作用。

十七、牛膝——引药下行,引血下行

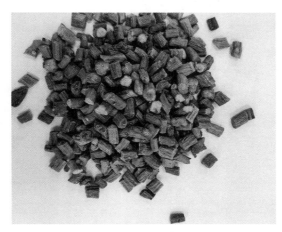

图 3-2-17　牛膝

【牛膝】　味苦、甘、酸,性平(图 3-2-17)。

　　　　　归肝、肾经。

　　　　　具有活血通经,补肝肾,强筋骨,利水通淋,引火下行之功效。

　　　　　主治腰膝酸痛,下肢痿软,血滞经闭,痛经,产后血瘀腹痛,癥瘕,胞衣不下,热淋,血淋,跌打损伤,痈肿恶疮,咽喉肿痛。

现代药理研究:

1. 牛膝醇提物、煎剂对心脏有抑制作用,还有降压作用。粗毛牛膝全草中的两种生物碱混合物对心脏有兴奋作用。

2. 牛膝具有一定的抗凝血、活血作用。

3. 牛膝中所含总皂苷能兴奋子宫平滑肌。牛膝能兴奋肠平滑肌。

4. 牛膝根有较强的消炎、消肿作用。

5. 牛膝煎剂有镇痛作用。

6. 牛膝具有较强的促进蛋白质合成作用。

7. 怀牛膝总皂苷(25mg/kg)具有明显的抗生育、抗着床、抗早孕作用。

8. 牛膝煎剂或醇提物有轻度利尿作用。

9. 牛膝蜕皮甾酮有降血糖的作用。

十八、桔梗——引药上行

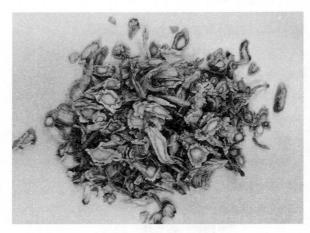

图 3-2-18　桔梗

【桔梗】　味苦、辛,性平(图 3-2-18)。

　　　　　归肺经。

　　　　　具有宣肺,祛痰,利咽,排脓之功效。

　　　　　主治咳嗽痰多,咽喉肿痛,失音,胸满肋痛,痢疾腹痛,小便癃闭,肺痈吐脓。

现代药理研究:

1. 桔梗有祛痰、镇咳、平喘作用。

2. 桔梗的水和醇提取物均有降血糖作用。

3. 粗提桔梗皂苷有抑制大鼠胃液分泌和抗消化性溃疡的作用。

4. 桔梗有抗炎和增强免疫的作用。

5. 桔梗有降低胆固醇的作用。桔梗皂苷能增加胆酸分泌,降低大鼠肝脏中的胆固醇含量,增加类固醇的排出。

6. 桔梗有镇静、镇痛、解热作用。

7. 桔梗皂苷有局部刺激和相当强的溶血作用。

8. 桔梗粗皂苷有降低血压、减慢心率、抑制呼吸作用。

9. 桔梗有抗菌作用,对多种球菌、杆菌及絮状表皮癣菌有抑制作用。

10. 桔梗有抑制肠管收缩的作用。

11. 桔梗有利尿消肿、抗过敏、抗肿瘤作用。

十九、桂枝——维脉引经药

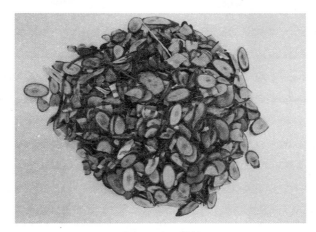

图 3-2-19　桂枝

【桂枝】　味辛、甘，性温（图 3-2-19）。

　　　　　归肺、心、膀胱经。

　　　　　具有发汗解表、散寒止痛、通阳化气之功效。

　　　　　主治风寒感冒，寒凝血滞诸痛症，痰饮，蓄水证，心悸。

现代药理研究：

1. 桂枝对中枢神经系统有抑制作用。

2. 桂枝煎剂及其所含桂皮醛有降温解热、抗惊厥作用。

3. 桂枝挥发油有祛痰、止咳作用。

4. 桂枝醇提取物对多种球菌、杆菌、霍乱弧菌及某些致病真菌有抑制作用。

5. 桂枝有利尿作用。

6. 桂枝有抗炎、免疫抑制作用。

7. 桂枝有显著抗凝血作用。

8. 桂枝有扩张血管作用，可明显增强冠脉循环，并对外周血管有扩张作用，增强血液循环。

9. 桂枝有保护心缺血再灌注损伤的作用。

10. 桂枝还有健胃、促进汗腺分泌的作用。

二十、独活——少阴经引经药

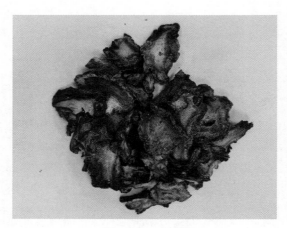

图 3-2-20　独活

【独活】　味辛、苦，性微温（图 3-2-20）。

　　　　　归肾、膀胱经。

　　　　　具有祛风除湿，消痹止痛之功效。

　　　　　主治风寒湿痹，腰膝疼痛，少阴伏风头痛，风寒挟湿头痛。

现代药理研究：

1. 独活对冠状动脉有扩张作用；对麻醉犬有降压、抗心律失常的作用；对离体蛙心也有抑制作用。

2. 独活具有镇静、消炎作用。

3. 独活煎剂对多种致病杆菌、铜绿假单胞菌均有明显抑制作用。

4. 独活对兔回肠、大鼠十二指肠及子宫的痉挛均有明显解痉作用。

5. 独活能提高免疫功能。

6. 独活对呼吸中枢有兴奋作用，能使呼吸加深加快。

◎　第三节　引经药与靶向治疗的思考　◎

　　中医药需要现代化，引经药也面临现代化的要求。十二经络的运行规律大大出乎现代医学的意料，既然气可以循经脉运行，疼痛可以循经感传，那么中药的药力为什么不能循经络运行呢？

现代研究证明，引经药与现代药剂学中所论述的"载体基因"有相同之处。这种特殊的基因可引药直达靶细胞，使药物在病处直接发挥作用。引经理论同时蕴含了西医学的载体学说——"靶向给药"。靶向给药系统最初的定义是狭隘的，专指具有抗癌作用的一些制剂，随着新工艺设备的使用，优秀载体物质和辅料的诞生及应用，靶向给药系统发展迅猛。靶向给药能使药物浓度大多集中在靶区，从而可以减少用药剂量，提高药物疗效，减少毒副作用，控制给药速度和方式，达到高效低毒的目的。从而提高药物安全性、有效性、可靠性及病人用药的顺应性。

目前，靶向给药系统（targeting drug deliver system，TDDS）的研究已成为药剂学研究热点，TDDS 是一类能使药物浓度集中定位于病变部位、组织、器官、靶细胞，甚至细胞内的结构，并要求有一定浓度的药物停留足够长的时间，以便发挥药效。靶向制剂最初只指向狭义的抗癌制剂，随着研究的深入，研究领域的拓宽，从给药途径、靶向专一性及特效型方面都有突破性进展，靶向制剂逐渐发展成为一切具有靶向性的制剂。

现代制剂学致力于从引经药中筛选出最具引导作用的活性成分，抑或能够发现独特引导作用的"亲和素"或"靶向子"活性成分，为今后研制专门的"引经制剂"提供物质基础，更为验证中医药引经理论、发展中医药理论铺平道路。应用现代实验方法来探索引经药自身的活性成分在体内的特异性分布，可以说明它对作用点或靶器官具有较强的选择性和亲和性，通过周密的生物识别设计，如抗体识别、受体识别、免疫识别等将药物导向特异的识别靶点。目前对于引经药与靶部位的亲和性的研究，主要体现在引经药的活性成分与组织器官、受体、蛋白质组学三个层次。

研究表明，引经药能够发挥增强主药药效的作用。升陷汤主治"大气下陷"，詹勤等研究表明含桔梗的升陷汤对模拟"大气下陷证"的慢性心力衰竭大鼠模型具有一定的治疗作用，桔梗单用组改善不大，而方中缺少桔梗后治疗效果不如全方明显，表明了桔梗的"载药上行"的引经增效作用。三妙丸是治疗关节炎的方剂，拆方研究表明虽然牛膝本身无抗关节炎作用，但含牛膝的三妙丸可显著改善关节炎模型大鼠的关节肿胀程度和组织病理改变，明显优于不含牛膝的三妙丸组；双氯芬酸钠为治疗关节炎的常用西药，牛膝与双氯芬酸钠联合应用，其对佐剂型关节炎大鼠疾病状态的改善也明显优于单用组，证实了牛膝引药下行的作用。类似的还有肉桂的研究，滋肾丸用于治疗前列腺炎、前列腺增生等阴虚火旺证的治疗，研究表明含肉桂的滋肾丸全方与缺乏肉桂的处方相比，前列腺增生模型大鼠的腺体面积与腺腔面积显著缩小，对血清、前列腺组织中睾酮、双氢睾酮的含量以及雌二醇／睾酮比值的影响更为显著，表明肉桂能增强滋肾丸抗前列腺增生的作用，证实了肉桂的引药入肾的作用。

如前所述，传统中医引经理论已蕴涵了西医学的"载体学说"和"药物靶向"的思想，如何将引经理论与靶向制剂研究相结合是现代靶向给药系统研究的突破点之一。传统的引经理论是通过药物之间的配伍而产生对其他药物靶向性的影响，而结合现代药剂学的新技术应用到靶向给药系统，可考虑以引经药的活性成分作为药物载体中的某一组成部分（修饰部分）制成新型靶向制剂，从而提高整个药物制剂的靶向性。

现代药理学认为药效的发挥基于药物浓度的变化，因此药物动力学方法成为验证引经药作用的另一有效手段。冰片为心经引经药，中医理论认为"心主神明"，脑在中医理论中属心经。有研究者表明，冰片可促进卡马西平、头孢曲松、川芎嗪等药物透过血脑屏障，增加顺铂在大鼠 C6 脑胶质瘤模型动物脑内的组织分布；桔梗为肺经引经药，研究显示桔梗可以分别提高罗红霉素、左氧氟沙星、氟苯尼考在肺中的浓度；醋柴胡为肝经引经药，研究表明其可以提高大黄酸、氧化苦参碱、白藜芦醇、龙胆苦苷在肝脏中的浓度，同时降低其在其他组织的浓度，证实了醋柴胡的肝靶向增强作用。桔梗皂苷是桔梗的主要成分，其分别与氟苯尼考、二氟沙星联用，可提高两者在肺中的药物浓度，提示桔梗总皂苷可能是桔梗引经作用的物质基础。

此外，在将引经理论思想与靶向制剂相结合的研究中，中药本身的药物特性和引经理论的特点不可忽略。中药成分的多样性、复杂性和药理作用的多效性和广泛性，导致某些中药活性成分与实际药理作用不一致，或与该药的功能主治不相同；而中药引经理论中的"经"，也并非西医学所指的组织器官或单纯的经络、经脉之意，而是以经络、脏腑等藏象学说为基础形成的带有中药药性理论特色的一个功能性单位。这就提示在研究过程中必须注意以中医药理论为指导，引进现代科学的手段和方法，结合中药的特点，中药选择性作用的实质，中药化学活性成分以及中药药理学，药代动力学的研究成果，来应用于新型靶向制剂的研究。

中药引经理论与临床实践密切结合，其创立时间比西方医药学的靶向理论要早几百年，中医药学有其自身的优势和特色，但又与现代医药学有诸多共性，比如引经理论与载体学说和药物靶向技术对于新型靶向制剂的研究，可将中药引经理论与现代科学技术相结合,进行多层次、多途径、多学科交叉、多因素、多靶点的动态研究,这样既承袭了传统中医理论和实践精华,又吸收了现代靶向给药系统的新技术、新方法。引经药的研究对改善中医的现状,提高方药的功效,将大有作为。

◎ 第四节　应用引经药病案举隅 ◎

一、病例一

王某,45 岁,女性。

2018 年 3 月 5 日就诊。

主诉:眼干、口干和皮肤干燥 3 年。

现病史:曾因猖獗齿就诊当地医院口腔科门诊,确诊为干燥综合征。间断应用中西药物治疗,症状缓解不明显。遂前来宋林萱教授专家门诊就诊,现症见:眼干、口干和皮肤干燥,无泪(每隔 2～3 小时自用人工泪液润目),汗少,咽干,猖獗齿,腮腺肿大,乏力气短,伴膝关节疼痛,阴雨天气加重,晨僵 1小时,大便干结,舌红苔白,乏津有裂纹,脉细弦。实验室检查:抗核抗体(+),抗 SSA 抗体(+),抗 SSB 抗体(+),类风湿因子(+);抗"O"正常;红细胞沉降率 85mm/h;双眼 Schirmer 试验(+)。

西医诊断:干燥综合征

中医诊断:燥痹　气阴两虚证

治则:养阴润燥,益气生津。

方药:生地 20g　枸杞 15g　乌梅 6g　白芍 10g

　　　百合 6g　太子参 15g　鸡血藤 25g　甘草 6g

　　　五味子 6g　密蒙花 6g　黄芪 20g

　　　　　　　　　　　　14 剂,日 1 剂,水煎取汁 200ml,早晚分服

并配以百合粥:百合 30g,大米 60g,冰糖适量。(百合、大米淘净,同放锅中,加清水适量,煮至粥熟时,调入捣碎的冰糖,再煮沸,温服)每晚 1 剂。

二诊:2 周后,病人眼干症状缓解(每隔 1 日自用人工泪液润目),口咽干渐润,乏力气短有所改善,膝关节疼痛症状略缓解,大便正常。舌红苔白,脉弦。

建议患者可暂停服用汤剂,根据症状随诊。平常予百合粥单日每晚温服,并配以石斛粥:石斛 15g,大米 80g,白糖适量(石斛洗净,放入锅中,加清水

适量,水煎取汁,加大米煮粥,待熟时调入白糖,再煮沸即成)。双日每晚温服1剂。嘱患者日常保持室内湿润,注意口腔卫生。应忌食辛辣、香燥、温热之品,以防助燥伤津,加重病情。电话随访6个月,病人症状未有反复。

　　按语:《丹溪心法》曰:"燥结血少,不能润泽,理宜养阴。"《临证指南医案·燥》云:"其法以纯阴静药柔养肝肾为宜。"故此养阴是治疗干燥综合征的基本大法。该患者舌红、乏津有裂纹,乃"阴虚水涸"之征。肾在五行属水,在液为唾,肾水不足,脾胃失其所养,津液化生无源,疏布失调,可导致津枯血燥,外至诸窍、皮毛,内至五脏六腑,皆失于濡养。方中重用生地辅以枸杞,在养阴的同时补肝肾。该患者一派燥象,尤以眼干症状为最。明代傅仁宇的眼科专著《审视瑶函》将眼干燥症称为白涩症,谓"其病不肿不赤,只是涩痛"。又《证治准绳·七窍门》云"神水将枯",并描述了类似干燥综合征的眼干症状"视珠外神水干涩而不莹润……干涩如蜻蜓唾涎之光,凡见此症,必有危急。病来治之,缓失则神膏干涩,神膏干涩则瞳神危矣"。而足厥阴肝经上连目系且"肝开窍于目"。故用清热养肝、明目退翳之密蒙花,该药性微寒、味甘,为眼部疾患的引经药且归肝经。方中用密蒙花引生地,枸杞等养阴生津诸药入肝经并直达眼部病所,使滋阴之品有靶向性,对缓解眼干症状有奇效。乌梅"酸甘化阴",还可通过其本身味为酸性的特点刺激味觉反射,促进唾液和胃液反射,起到生津之效。据《医源》所载:"肺主一身气化,气为燥郁……不能布津,则必寒热无汗,口鼻唇舌起燥,嗌喉干疼。又或气为燥郁,内外皆壅,则必一身尽痛,肺主皮毛,甚则皮肤干疼。"因百合有润肺之功且是肺经的引经药,故配百合以滋养肺阴,引诸药入肺。同时百合还具有清心安神之效,凡燥必多扰心神,干燥综合征的患者常有心神不宁,莫名躁扰之象,故日常配以百合粥,通过食疗的方法入肺经养肺阴,安心神。鸡血藤亦是甘温之品,养血活血走经络四肢,可缓解膝关节疼痛。又因气虚则津失敷布,血行不利,可呈现"供津不足"之燥象。而津液的正常运行敷布,全赖气的运动,气能生津,是化生津液的动力,气能行津,亦是津液输布的动力。方中用黄芪,太子参甘温补气生津,使气旺能运载津行,且使血运流畅,则燥象可除。芍药、甘草亦为酸甘化阴之品,白芍者,和阳解肌,唯恐气旺动营发汗,燥反不除,配以味酸之五味子,取其收敛之功敛阴而润燥。在该病例中,嘱患者服用2周汤剂后停药,盖因滋阴之品,多重浊黏腻易致湿浊内生,而中土受困则百药不效,另脾失健运,津液敷布受阻则燥象愈甚。且患者燥象之本未根除,所以予以百合粥和石斛粥间断食疗。综上所述,根据中医整体观念辨证论治,可知单方单药治疗本病往往难奏其效，在治疗上导入引经理论配以引经药使复方汤剂直达病所，方可使水津布达，燥象自除，解患者之所苦。

二、病例二

就诊日期：2016年5月17日

这里为大家介绍宋老师治疗的干燥综合征伴见关节疼痛的医案一则。

患者为老年女性患者，今年70岁，进入门诊诊室时情绪低落，表情略痛苦。

接诊时老师问道："你好，哪里不舒服？"

患者说："医生，我现在浑身都不舒服，浑身都觉得疼，尤其是我的两只手，不动都觉得疼，动就更疼了，晚上难受得都睡不好觉。现在什么都干不了，跟个废人一样啊，这可怎么办啊，孙子还得我帮忙带呢，儿子儿媳上班都忙，我这都是抽空出来看病的。"

老师问："这样的情况多长时间了？"

患者答："大概有十来天了，那天在家洗了挺多衣服的，拿凉水洗的，一开始觉得就是凉着了，累着了，休息休息就能好，结果都这么长时间了还没好，正好今天亲戚帮忙照顾孩子，我赶紧来看看病。"

老师问："以前有关节炎、风湿病吗？"

患者回答："我一年以前查出来有干燥综合征，再就是以前干活干得多了，或者是用凉水洗东西了，都会觉得双手不舒服，但是我歇歇，用热水袋暖和暖和也就好了，这应该不算风湿病吧。"

老师问："干燥综合征目前西医用什么药呢？"

患者答："就是眼睛干的时候点点儿眼药水，我自己平时可注意了，随身带了个暖水壶，觉得嘴巴干了就喝口水，我身体可健康了，没有糖尿病，没有高血压，我可不吃药！"说完这句，患者打开了手里的水壶，喝了一小口水。

老师对患者进行了简单的体格检查，患者左手拇指、右手中指近端指间关节疼痛。现症见：口干、眼干，左手拇指、右手中指近端指间关节疼痛及双膝关节疼痛，腰膝酸软，饮食可，睡眠欠佳，二便调。舌红，少苔，脉细。

老师对学生说："这类患者，虽然病史不算很长，但由于年龄较高，先天之本已经不足，加上常年劳作，而且患者心理压力较大，表现有焦虑、睡眠差，虚火内生，容易损伤肾阴，加上舌苔、脉象均是一个肾阴不足的征象，因此在处方上要以滋阴益肾为治疗原则。我们以六味地黄丸为基础方剂进行加减。"

方药：生地20g　山茱萸10g　山药20g　泽泻20g

茯苓 20g　牡丹皮 15g　麦冬 20g　忍冬藤 25g

首乌藤 25g　鸡血藤 30g　杜仲 20g　牛膝 20g

14 剂，日 1 剂，水煎取汁 200ml，早晚分服

六味地黄丸为补益剂，具有滋阴补肾之功效。临床常用于肾阴亏损、头晕耳鸣、腰膝酸软、骨蒸潮热、盗汗遗精、消渴等肾阴虚损的病症，与此患者病证相符。患者基础病为干燥综合征，长期口干、眼干，故六味地黄丸滋阴填津治其本，佐以麦冬泻热生津治其标。藤类药物缠绕攀援，可引诸药入平常所不能入之细枝末节，达四肢之末，患者为多个小关节疼痛，方中加寒性之忍冬藤、温性之鸡血藤，二药相合，中和其寒热之性，但取其钻透调达之功，引药入四肢之末。患者还有夜寐不佳的表现，配合能养血安神，祛风通络的首乌藤尤为合适。患者腰膝酸软，方中加入杜仲，《神农本草经》谓其"主治腰膝痛，补中，益精气，坚筋骨，除阴下痒湿，小便余沥。久服，轻身耐老"。再加牛膝，一者引药下行，作用于下焦以滋肾阴，作用于下肢以缓解双膝关节疼痛，二者补肝肾、强筋骨，活血通经止痛。

佐以穴位贴敷外治法治疗，一方面可以改善局部症状、增加疗效，另一方面也可以起到治未病的效果，通过对保健穴位的刺激，增强人体正气，同时预防患者关节症状复发。

选穴：双外关、双内关、大椎、双肺俞、腰阳关、命门、双肾俞、双足三里。

用法：门诊当日贴敷治疗一次，每次贴敷时间半小时至四小时，根据患者体质及皮肤敏感程度适当调整。此后每隔五日贴敷一次，共计三次。

患者两周后复诊，说："感谢宋医生，喝了您的汤药两天，我就感觉身上明显轻松很多，没有以前那么疼了，嘴巴和眼睛也没有那么干了，以前晚上会因为嘴巴干难受，起夜喝水，现在可以一觉睡到天亮了，上次开的中药喝完了，我觉得好了很多，还想继续巩固巩固。给我贴的穴位贴也很舒服，腰上、腿上贴完当天就觉得好多了，我听说中医讲究三伏贴敷，到时候我可以来吗？"

老师说："当然可以，冬病夏治是中医治未病的思想体现，中药再服两周，可以更好地缓解病情，干燥综合征也需要西医系统治疗，希望你能坚持用药，控制病情。"

守方再服药两周，患者症状已基本缓解，未再来诊，2016 年 7 月 17 日头伏来诊进行穴位贴敷治疗，学生询问其干燥综合征情况及关节情况，患者述未再发。

引经药是中医药宝库中的重要组成部分，强调临床中灵活应用引经药，

对遣方用药大有裨益。古往今来，引经药应用广泛，屡有奇效，在临床处方用药中是不可忽略的。同时，引经药如同组方配伍一样有着其自身的应用规律。因此，整理、继承、研究引经药的特点及临床应用规律，更好地挖掘和灵活使用，对进一步拓展中药研究的内容与提高临床疗效，具有重要的现实意义。

参 考 文 献

[1] 詹晓勇，朱庆义. 靶向给药系统的研究进展 [J]. 中国实用医药，2008，3（31）：174-177.

[2] 张宁，张华. 靶向给药系统研究进展 [J]. 辽宁中医药大学学报，2017，19（2）：218-221.

[3] LuB. Research development of targeting drug delivery system[J]. China Pharmacist，1998，1：1-17.

[4] 陈振华. 多单元型白头翁结肠靶向给药系统的设计与评价 [D]. 成都：成都中医药大学，2013.

[5] Brodesky FM. Monodona l antibodies as magicbullets[J]. PharmRes，1998，5：1-19.

[6] 胡晓静. 靶向递药系统长循环脂质体的研究进展 [J]. 安徽医药，2015，19（10）：1837-1840.

[7] 詹勤. 桔梗在升陷汤中引经作用及其化学成分研究 [D]. 上海：第二军医大学，2012.

[8] 孙备，吕凌，陆忠祥，等. 三妙丸中牛膝对关节炎大鼠引药作用的机制研究 [J]. 中国中药杂志，2008，33（24）：2946-2949.

[9] 林月泉，孙备，杨士友，等. 牛膝引药作用对双氯酚酸钠抗佐剂型关节炎大鼠的影响 [J]. 中药新药与临床药理，2009，20（5）：408-411.

[10] 任钧国，刘建勋. 肉桂对滋肾抗实验性大鼠前列腺增生作用的影响 [J]. 中药药理与临床，2007，23（5）：33-35.

[11] 张建强，魏玉辉，段好刚，等. 冰片对卡马西平药动学及脑组织分布的影响 [J]. 中国医院药学杂志，2011，31（9）：747-750.

[12] 魏宁宁，刘萍. 微透析法研究冰片对头孢曲松在大鼠脑纹状体中含量的影响 [J]. 中国中药杂志，2010，35（19）：2605-2608.

[13] XIAO Yanyu，PING Qineng，CHEN Zhipeng，et al. The enhancing effect of syntheticalborneol on the absorption of tetramethylpyrazine phosphate in mouse[J]. Int J Pharm，2007，337（1）：74-79.

[14] 段美美，增武，陈浩，等. 天然冰片对顺铂在 C6 脑胶质瘤模型大鼠体内的药动学及脑组织分布的影响 [J]. 中药药理与临床，2013，29（5）：24-27.

[15] 卢胜明. 桔梗对罗红霉素药代动力学和肺中药物浓度影响研究 [D]. 雅安：四川农业大学，2004.

[16] 蒋智钢. 桔梗对左氧氟沙星片在鸡体内药代动力学及组织分布影响研究 [D]. 成都：四川农业大学，2004.

[17] 陈红伟. 相同和不同给药途径下桔梗对氟苯尼考在家兔体内药动学及组织分布影响的

研究 [D]. 雅安：四川农业大学，2006.

[18] ZHAO Ruizhi，CHEN Youjun，CHEN Jianxiong，et al. Liver targeting effect of vinegar-baked RadixBupleuri on oxymatrine in mice[C]. Atlanta，GA：2011.

[19] ZHAO RuiZhi，YUAN Dong，LIU Shaojun，et al. Liver targeting effect of vinegar-baked RadixBupleuri on rhein in rats[J]. J Ethnopharmacol，2010，132（2）：421-428.

[20] ZHAO Ruizhi，LIU Shaojun，MAO Shirui，et al. Study on liver targeting effect of vinegar-baked RadixBupleuri on resveratrol in mice[J]. J Ethnopharmacol，2009，126（3）：415-420.

[21] 赵莹，赵瑞芝，陈有军，等. 醋柴胡对龙胆苦苷在小鼠体内分布的影响 [J]. 中国实验方剂学杂志，2015，21（17）：71-74.

[22] 李英伦. 桔梗"引经"的现代实验研究 [D]. 成都：四川农业大学，2008.

[23] 魏守海. 桔梗总皂苷对二氧沙星在鸡体内药代动力学及肺药浓度影响的研究 [D]. 雅安：四川农业大学，2007.

[24] 葛朝莉，韩漫夫，白润涛，等. 冰片促进血脑屏障开放的超微结构研究 [J]. 中西医结合心脑血管病杂志，2008，10（6）：1183-1185.

[25] [汉] 王肯堂. 证治准绳 [M]. 北京：人民卫生出版社，1991：733.

[26] 张钰，付新利. 张鸣鹤教授辨治原发性干燥综合征 2 例 [J]. 广西中医药，2011，（05）：45-46.

第四章

宋林萱老师验案

宋林萱老师在治疗燥痹过程中注重"从脾论治",善用引经药,本章节医案为宋林萱老师临证真实病例,医案中记录和分析了疾病的症候体征、病因病机、辨证立法、遣方用药等,基础理论紧扣临床实践,体现了中医治疗的整体观和辨证论治的特点。

◯ 第一节　益气养阴健脾治疗燥痹一则　◯

李某,女,66岁。

初诊日期:2017年12月11日。

发病节气:大雪。

主诉:口干、眼干3年,加重伴发热、乏力1个月。

现病史:3年前患者无明显诱因出现眼干,伴哭时无泪,有口干,进食固体食物时无需水送服,无牙齿脱落,未系统诊治。近1个月,患者出现发热、气短乏力,体温最高39.8℃,无胸痛及呼吸困难,于外院胸部CT检查示:双肺间质性改变,静点左氧氟沙星后体温恢复正常,仍伴有乏力,口干、眼干症状较前加重。于本院查ANA:1:3 200(+),颗粒型,抗SSA抗体(+++),抗SSB抗体(−);ESR 23mm/h;眼科会诊示:双眼干眼症;唇腺活检:可见淋巴细胞浸润灶3个。诊断为干燥综合征,继发肺间质改变。现症见:口干、眼干,气短乏力,心悸,胸胁胀闷,记忆力下降,大便排不尽感,小便正常。

既往史:高血压病3级　极高危,2型糖尿病。

查体:双肺呼吸音弱,未闻及干湿性啰音。心率86次/min,律齐,心脏各瓣膜听诊区未闻及杂音。腹部平软,肝脾肋下未触及,腹部无压痛、反跳痛及肌紧张。四肢关节无畸形,双下肢不肿。舌质淡,苔白腻,边有齿痕,脉数。

中医诊断：燥痹 气阴两虚证

西医诊断：1. 干燥综合征 2. 高血压病 3 级 极高危 3. 2 型糖尿病

治则：益气养阴，健脾除湿

方药：生地 20g 山茱萸 15g 山药 25g 泽泻 20g
　　　丹皮 20g 茯苓 20g 黄芪 30g 党参 20g
　　　太子参 20g 五味子 25g 柴胡 15g 郁金 20g
　　　香附 25g 海金沙 20g 金钱草 20g 白花蛇舌草 25g

10 剂，每日 1 剂，水煎，日两次口服

二诊（2017 年 12 月 25 日）：患者口干、眼干略有缓解，仍感乏力，心悸，口苦，胸胁胀闷，记忆力下降，大便排不尽感，日 2～3 次。舌质淡，苔白腻，边有齿痕，脉数。

方药：生地 20g 山楂 15g 山药 25g 桔梗 20g
　　　川楝子 20g 茯苓 20g 黄芪 30g 党参 20g
　　　太子参 20g 五味子 25g 柴胡 15g 郁金 20g
　　　香附 25g 鸡内金 15g 金钱草 20g 白花蛇舌草 25g

10 剂，每日 1 剂，水煎，日两次口服

三诊（2018 年 1 月 8 日）：患者口干、眼干、胸胁胀闷减轻，仍有口苦，夜寐欠佳。舌质淡，苔白腻，边有齿痕，脉沉取有力。

方药：生地 20g 黄芩 20g 山药 25g 桔梗 20g
　　　川楝子 20g 茯苓 20g 清半夏 15g 党参 20g
　　　北沙参 20g 五味子 25g 柴胡 15g 郁金 20g
　　　香附 25g 鸡内金 15g 金钱草 20g 白花蛇舌草 25g

10 剂，每日 1 剂，水煎，日两次口服

四诊（2018 年 1 月 22 日）：患者双手指胀，睡眠差，胸胁胀闷减轻。舌质淡，苔白腻，边有齿痕，脉弦数。

方药：生地 20g 黄芩 20g 山药 25g 桔梗 20g
　　　川楝子 20g 茯苓 20g 木瓜 15g 党参 20g
　　　北沙参 20g 五味子 25g 柴胡 15g 郁金 20g
　　　香附 25g 鸡内金 15g 金钱草 20g 白花蛇舌草 25g

10 剂，每日 1 剂，水煎，日两次口服

五诊（2018 年 2 月 6 日）：患者口干、眼干缓解，无明显胸胁胀闷感，双手指胀明显缓解，眠差改善。舌质淡，苔白略腻，边有齿痕，脉弦数。

方药：桔梗25g　沙参25g

日1剂，代茶饮

按：干燥综合征是一种病因尚未明确，以口干、眼干为主要表现累及外分泌腺体的弥漫性结缔组织病。临床上可有口干、眼干及其他器官受累而出现的症状，本病可有多系统受累。临床上患者除出现口干、眼干症状外，还可出现气短乏力、少气懒言、自汗等症状，甚至咳嗽气喘等。宋老师认为SS由外感和内伤所致，内伤为脏腑阴液亏虚、失于濡养所致，故治疗中尤其重视时时顾护脾胃。

"脾本湿，虚则燥"，脾为后天之本，气血津液化生之源，同时脾气散精，输布津液于肺、胃及诸脏腑。肾为先天之本，主元阴、元阳；肺主通调水道、助脾胃输布津液。津血同源，脾胃为津血化生之源，肝主藏血，肝脾关系密切。由此可见，干燥综合征的发病与肺、肝、脾、肾脏密切相关，脾失健运，气血化生无源，津液无以敷布，清窍失于濡润，表现为口干；肝开窍于目，肝阴不足，津液不能上荣，则目干泪少而干涩；脾土不能生养肺金，日久导致肺气失养，脾气虚损，可致肺气不足，肺的宣发和肃降功能失调，出现咳嗽、自汗、气短等症状；津血同源，津少则血液无以化生，肝主藏血，血少则肝无以封藏，故见肝阴不足，胸胁不舒；肝气不舒，郁久化热，故见口苦；见肝之病，知肝传脾，肝郁克脾，则脾土无以制衡，故见便溏。

患者疾病日久，肺阴耗伤，母病及子，可致肾阴耗伤；后天之阴液乏源，不能濡养先天，亦致肾阴匮乏。脾阴匮乏，不能行其津液，则肺胃及诸脏腑失却濡润，内燥即生。肾为先天之本，内寄元阴、元阳，五脏之阴非此不能滋。肾为先天之本，故治疗上予六味地黄丸滋肝肾之阴，以肾、肝、脾三阴并补而重在补肾阴。生地滋肾阴为君药，山茱萸滋肾益肝，山药滋肾补脾，共成三阴并补以收补肾治本之功，泽泻、丹皮、茯苓三泻，如此配伍虽是补泻并用，但是配"泻"是为防止滋补之品产生滞腻之弊，实际还是以补为主；党参、黄芪、太子参等益气健脾以补后天；桔梗载津液上行濡养官窍、缓解干燥症状。在第二次就诊过程中宋老师用川楝子以疏肝泄热、行气止痛，达到缓解口苦及胸胁胀闷症状。宋老师在治疗干燥综合征中首次提出引经药的应用，所谓引经药，是指能引导药物直达病所而起到引经报使作用的药物。在本病治疗过程中，宋老师运用桔梗载诸药上浮，以达病所，如《本草求真》曰："桔梗系开提肺气之品，可为诸药舟楫，载之上浮。"加用柴胡、郁金、香附、金钱草疏肝解郁；北沙参滋养肺胃，养阴生津；五味子敛肺滋肾。待患者疾病向愈，眼干、口干症状明显改善后，改为桔梗、沙参代茶饮，取沙参养阴生津及桔梗载药上行直达病所之功，治疗方便、且能减少患者药物应用。

太阴脾为升降之枢纽，因中气如轴，四维如轮，轴运轮行，必以中气药辅肾水、肝木之药。中气旺盛，则肝木得以调达，且土为金母，补土以生津；肾为先天之本，故治方需顾护先、后天之本。干燥综合征的一系列表现主要是由于津液之化生及运行敷布失常所致，而脾脏在津液的生成与运转中具有重要的作用。由此可见，干燥综合征的发病与脾脏密切相关，治疗上需时时顾护脾胃。

◎ 第二节 补肝肾、通经络治疗以雷诺现象为 ◎ 首发症的干燥综合征一则

王某，女，48 岁。

初诊日期：2017 年 8 月 16 日。

发病节气：立秋。

主诉：双手、双足雷诺现象 10 年，眼干、口干 7 年。

现病史：患者双手、双足雷诺现象 10 年，眼干、口干症状 7 年，曾行免疫指标检查：ANA：1∶3 000（+），颗粒型＋胞浆颗粒型，抗 nRNP/Sm、抗 SSA 抗体、RO-52 抗体阳性，IgG、IgA 增高，诊断干燥综合征，无明显脏器受累表现。现口服泼尼松 2.5mg/d（2 月余），来氟米特 10mg/d 控制病情。近来仍感口干、眼干，进干食需饮水送服，舌尖部疼痛。双手雷诺、皮温低。口周麻木感，双耳不聪。饮食可，夜寐欠佳，大便溏，小便黄。

既往史：无。

查体：口腔黏膜干燥，无溃疡。听诊双肺呼吸音清，未闻及干湿性啰音。心率 84 次 /min，未闻及心脏杂音。腹部平软，无压痛、反跳痛及肌紧张。双足背动脉搏动可。舌质红，少苔，脉沉。

中医诊断：燥痹 肝肾阴虚，经脉痹阻证

西医诊断：干燥综合征

治则：滋补肝肾，舒经通络

方药：柴胡 15g　郁金 20g　山茱萸 15g　桂枝 15g
　　　山药 20g　川芎 15g　茯苓 20g　泽泻 15g
　　　赤芍 20g　桔梗 20g　全蝎 15g　鸡血藤 30g

　　　　　　　　　　　　　　7 剂，每日 1 剂，水煎，日两次口服

野菊花20g　盐刺蒺藜20g　红花20g　蝉蜕20g

5剂，每日1剂，水煎熏眼

按：《素问·阴阳应象大论》中说"年四十，而阴气自半也"，女子到40岁左右，肾中精气衰减。肾为先天之本，肾中之真阴乃生命之源，具有滋养、濡润的作用，脏腑之阴皆赖于肾中真阴的滋生濡养以及肾阳的蒸腾气化。肾阴充盛，则阴精充养脏腑形体官窍，机体滋润，情志平和，唾液化生有源，润泽口腔。如若肾中真阴亏虚，就会导致各脏腑之阴失去了充养之源，进而导致不能充足滋养濡润四肢百骸、五官九窍，从而表现为一派阴虚内燥之象。表现口、眼干燥症状的同时，可兼见神疲乏力、腰膝酸软、双耳不聪之症。"女子以肝为先天"，肝主疏泄、主藏血，"体阴而用阳"，其"在窍为目，在液为泪"，中医学认为肝肾同源，二者精血互生，相互为用。若肾阴亏虚，则会导致水不涵木，肝失涵养，可导致肝阴亏虚，肝开窍于目，则症见双目干涩。阴血不充，则肝气亢逆，情绪烦躁易怒，躁怒郁而化火，郁火灼阴，则肝肾阴液愈亏，不能灌溉脏腑形体官窍，机体失去阴液滋润，则燥象丛生。"精血夺而燥生""燥盛则干"，出现口干、眼干、皮肤干燥等一派燥热之象。肾阴不足，则不能上济心火，乃致水火不能相济则心火上炎，舌为心之苗，见口干舌燥。脾为后天之本，位居中焦，凡水液的升腾下达，均赖于脾气的转输，即所谓"气能行津"。脾的功能健运有赖元阴滋养，肾阴亏虚，则脾胃失充而脾胃阴虚，乃致脾不能为胃行其津液，故见胃燥津枯之象。肾水不足，脾胃失其所养，则津液化生无源，输布失调，进而亦致津枯血燥，乃外至诸窍、皮毛，内至五脏六腑，皆失于濡养，症见口眼干燥，关节疼痛诸症。若脾气亏虚，津液失布，困阻中焦，脾气不升，水湿不运，布散失常，出现口干唇燥。临证常用山茱萸、山药，重补阴液之本，如《会心录》云"若肾阴充足，则四脏可以灌溉，燥无自而生也"，山茱萸酸涩、微温，为补益肝肾之要药，既能益精，又可助阳，"阴得阳助，则泉源不竭"；山药可补肾气，滋肾阴对于脾肾俱虚者，其补后天亦有助于充养先天。茯苓即补脾以生气，益气以散津，恢复脾输转水液之职，以达周流灌溉之意；同时茯苓配伍泽泻清热利湿健脾，可化脾之转输失司致水液不布之弊。

"燥痹"患者饮食偏摄、情志失调、诸般邪气等均可以导致肝气郁结，气郁则血行不畅，从而导致瘀血停着、经络痹阻，肝肾阴虚脉道失于阴液濡养，血脉不利，血液滞停为瘀；阴虚燥热内生，进而煎煮阴津，瘀血由生。瘀血停着贯穿于该病始终，痹阻经络导致手指青紫，皮温降低。瘀血已成，又成为新的致病因素，则形体官窍失润，燥象愈盛，阴亏、瘀血、燥热三者互结，病势缠绵难愈。选用赤芍活血化瘀、恢复水津运行道路，即《血证论》所述"瘀去则不渴"，又兼顾清热凉血、防燥热煎煮血液成块；川芎可"旁通络脉"祛风活血止痛；郁金味辛能散能行，既能活血化瘀，又能行气解郁止痛，常与柴胡配伍疏肝理气化瘀；桂枝性温，可温通经脉散寒止痛；鸡血藤养血活血舒筋活络，治疗关节痹痛，肢体麻木；全蝎善于通络止痛，对于痹痛久治不愈，筋脉拘挛，甚者关节变形疗效颇佳；桔梗引药上行。

针对患者眼干症状，选用熏药外治法直达病所，快速缓解症状。野菊花及盐刺蒺藜归肝经，可平肝解郁，祛风明目；红花亦归肝经，可活血通经，加强明目之功；蝉蜕亦可加强菊花、盐刺蒺藜祛风明目之功。

◎ 第三节　六味地黄丸加减治疗燥痹一则 ◎

陈某，女，55岁。

初诊日期：2018年02月26日。

发病节气：雨水。

主诉：口腔溃疡10余年，口干、眼干3年，关节疼痛1月。

现病史：患者10余年前无明显诱因出现口腔溃疡，无外阴溃疡，每次约1～2个痛性溃疡，持续1周左右自行缓解，每年反复发作10余次，未在意，未系统诊治。3年前无明显诱因出现口干、眼干，伴见周身乏力，进食干食需用水送服，略眼干无视力下降，1年前曾于我院住院诊治，查抗RNP(+)，抗SSA抗体(+)，IgG 18.9g/l，ANA：1∶320(+)，颗粒型＋胞浆颗粒型；眼科检查示干眼症；唇腺组织病理可见2处淋巴细胞浸润灶，考虑结缔组织病干燥可能性大，曾口服硫酸羟氯喹片治疗，后口干、眼干略有缓解。近1月无明显诱因出现双肘关节、双肩关节、双腕关节、双踝关节疼痛，为求中医治疗，遂来诊。入院症见：反复口腔溃疡发作，口干、鼻干，乏力，略眼干，时有咳嗽、咳痰，双手、双肘、双肩、双腕、双踝关节疼痛，双下肢麻木，大便不成形，纳眠可，小便可，无发热恶寒。

既往史：支气管扩张病史。

查体：BP(血压)：130/80mmHg，神清语明，自动体位，形体偏胖，未闻及异常声息及气味，未见口腔溃疡，心肺腹查体未见阳性体征，周身关节无压痛、肿胀。舌质干红少苔，苔薄黄，脉沉略弱。

中医诊断：燥痹　肝肾阴虚，燥邪伤津证

西医诊断：1. 结缔组织病　干燥综合征可能性大　2. 支气管扩张

治则：补益肝肾

方药：熟地20g　　山药20g　　山茱萸20g　　泽泻20g

　　　茯苓20g　　牡丹皮15g　　生地黄20g　　菊花15g

　　　枸杞子20g　　桔梗20g　　白花蛇舌草20g　　干鱼腥草25g

7剂，每日1剂，水煎，日两次口服

二诊（2018年3月5日）：患者鼻腔干、口干、乏力缓解，咳嗽，咳黄痰，无胸闷气短，双手关节疼痛、双下肢麻木均有缓解，大便不成形好转，尿中泡沫，晨起颜面肿胀感。舌质干红少苔，苔薄黄，脉沉略弱。

方药：葛根20g　　山药20g　　炒苍耳子20g　　泽泻20g

　　　茯苓20g　　牡丹皮15g　　生地黄20g　　菊花15g

　　　枸杞子20g　　桔梗20g　　白花蛇舌草20g　　干鱼腥草30g

7剂，每日1剂，水煎，日两次口服

按：干燥综合征是一种自身免疫性疾病，常表现为口干、眼干、吞咽干性食物需用水等，属中医燥痹范畴。本患者病因主要责之于肾阴不足，原因有三。原因之一，肾本自虚：《素问·阴阳应象大论》说过"燥胜则干"和"肾者水脏，主津液"，该患者为中年女性，"年过四十而阴气自半"，其肾阴已亏，水不涵木，肝阳失约，肾阴愈虚肝阳愈亢，肝阳亢盛，化火伤津，日久阴液耗伤，燥邪内生，气血亏虚，血行不畅，瘀热互结，痹阻经络，而发燥痹；原因之二，母病及子：肺为肾之母，患者久病于肺，肺金不足，肾水滋生乏源，日久肾水匮乏明显，进而导致肝阳失约，燥热内生，气血耗伤，经脉失养，甚则不通，而发燥痹；原因之三，后天失养，土不制水：后天失养伤及脾土，脾本主湿，且运化水湿，脾虚则湿邪内生，停驻经络脏腑，又因脾属土，肾属水，土虚不能制水，水邪四溢，流窜经络，痹阻脏腑，且肾水失约不司本职，阴不制阳，虚阳上浮，燥邪内生，灼伤阴液，终致津伤络阻，从而导致燥痹发生。

肾阴亏虚，不能上济于心，心阴不足，心阳失约，化火上炎，而致口腔溃疡；肾在液为唾，肾虚则见唾液减少，症见口干；肾阴亏虚，肾五行属水，肝五行属木，水不涵木，而致肝阴不足，肝阳失约，肝开窍于目，肝阴不足，又肝阳之火上灼，而见眼干；患者久病于肺，肺气不利，失于宣降，津液失布，津凝生痰，而见咳嗽、咳痰；肺开窍于鼻，肺阴金不足，肺热伏火，而见鼻干；脾为后天之本，脾主运化，脾虚失于运化，则湿邪内生，久而郁而化热，热灼伤津，加之湿热中阻，津不上乘，也可导致口干、眼干、鼻干；脾虚生湿，且脾虚则失于制约和运化水湿，湿阻经络，痹阻不通，则见肢体关节疼痛、麻木。舌质干红少苔薄黄，脉沉略弱为肝肾不足、燥热伤津之证。其病机为肾阴亏虚，阴不制阳，虚阳化火，燥邪内生，日久灼伤阴液，终致津伤络阻而发病，为本虚标实之证，病位在肾，涉及肝、脾、心、肺。

六味地黄丸以补肾阴为主，兼补肝脾，为肝、脾、肾并补之方，本患者选用六味地黄丸为基本方，直指病因。患者燥热伤津，阴亏明显，故方中加用生地清热生津、枸杞子滋补肝肾以加强清热生津、滋阴之功，枸杞子为平补肾精肝血之品，且现代药理研究枸杞子对免疫有促进作用，同时具有免疫调节作用；肾阴不足，肝阳失约，予以菊花平肝抑阳；患者久病于肺，肺金不足，肺气失布，则津凝化痰，日久化热，见咳嗽、咳黄痰，予菊花、鱼腥草、白花蛇舌草、桔梗清热解毒、宣肺化痰，痰热清、肺气降，使肺阴金得复，肾水滋生有源，其中桔梗升提肺气以散肺经伏热，桔梗又为引经药，可载津液上乘于口、眼、鼻。

复诊时，患者诸证多有好转，鼻腔干燥明显，且晨起颜面肿胀感，考虑患者久病于肺，肺喜润恶燥，肺主宣发肃降、通调水道，考虑鼻腔干燥、颜面肿胀感与肺气宣发肃降及通调水道功能失常有关，故前方去熟地、山茱萸甘温滋腻之品，加葛根滋阴生津、苍耳子宣肺通鼻窍之品，且苍耳子同时为引经药，引邪从外而出，《本草备要》："善发汗，散风湿，上通脑顶，下行足膝，外达皮肤。治头痛，目暗，齿痛，鼻渊，去刺。"诸药合用，使肝、脾、肾得补，肺宣降得和，燥热得清，邪去正复，疾病逐渐向着好的方向发展。

◎ 第四节　半夏厚朴汤治疗干燥合腮腺肿痛一则 ◎

史某，女，54岁。

初诊日期：2017年9月11日。

发病节气：白露。

主诉：反复腮腺肿痛20余年，加重伴发热3天。

现病史：20余年前出现左侧腮腺肿痛，伴发热，Tmax（最高体温）：38℃，抗生素治疗有效。后腮腺肿痛反复发作，左右交替，每年发作1～2次，抗生素治疗后肿痛症状可缓解，但常遗有单侧或双侧腮腺肿胀，皮肤色黯，影响外貌。近1年内发作频次增加，共5次。3天前左侧腮腺肿痛再发，伴有发热，Tmax：38℃，有咽痛，静点抗生素后热退肿未消。有眼干、口干、头昏沉、耳鸣。

既往史：体健。

查体：左面颊部肿胀，皮色黯，皮温正常，有触痛。舌质黯，苔薄白，舌下脉络紫黯，脉弦细数。

中医诊断：燥痹　燥痰瘀结，痹成瘿核证

西医诊断：干燥综合征

治则：化痰祛瘀，软坚散结，滋阴润燥

方药：清半夏15g　厚朴20g　陈皮20g　蒲公英25g

　　　浙贝母20g　夏枯草40g　昆布30g　土鳖虫15g

　　　白芍20g　麦冬20g　丹参25g　当归15g

　　　瓜蒌25g　桔梗25g　怀牛膝20g　盐泽泻20g

　　　　　　　　　　　　10剂，每日1剂，水煎，日两次口服

二诊（2017年9月25日）：患者腮腺肿胀消退，遗有左耳根部疼痛。头昏沉感缓解，耳鸣略改善。仍有眼干、口干。舌下脉络紫黯无明显改善，脉弦细。

方药：清半夏15g　厚朴20g　陈皮20g　桔梗25g

　　　夏枯草40g　盐泽泻20g　土鳖虫15g　白芍20g

　　　麦冬20g　丹参25g　当归15g　龙胆草25g

　　　葛根25g　磁石10g　郁金20g　麸炒枳实15g

　　　　　　　　　　　　10剂，每日1剂，水煎，日两次口服

三诊（2017年10月30日）：患者腮腺肿胀、疼痛完全缓解，无头晕、耳鸣，眼干、口干症状减轻。舌下脉络紫黯较前改善，脉弦细。

方药：生地黄20g　当归20g　炒山桃仁15g　红花15g

　　　桔梗25g　麸炒枳实20g　柴胡15g　川芎15g

　　　怀牛膝20g　薤白25g　浙贝母20g　清半夏15g

　　　夏枯草30g　白及20g　醋延胡索20g

　　　　　　　　　　　　10剂，每日1剂，水煎，日两次口服

四诊（2018年1月08日）：患者眼干、口干症状缓解，无腮腺肿痛，面色黯沉较前明显改善。舌下脉络紫黯较前明显改善，脉弦细。停用口服中药汤剂。随诊至今，腮腺肿痛未再发作。

按：燥邪（外燥或内燥）损伤气血津液而至阴津耗伤、气血亏虚，使肌体筋脉失养，瘀血痹阻，痰凝结聚，脉络不通，引发诸症。津液耗夺亏损，人体皮肤、四肢、脏腑失于濡养，正常敷布运行代谢失常，导致内外津涸液枯。正如《医门法律》中言："燥胜则干。夫干之为害，非遽赤地千里也。有干于外而皮肤皱揭者；有干于内而精血枯涸者；有干于津液而荣卫气衰，肉烁而皮着于骨者。随其大经小络，所属上下中外前后，各为所病。《温热逢源》中指出："平时有瘀血在络，或因痛而有蓄血，温热之邪与之纠结，热附血愈觉缠绵。血得热而愈形胶固，或早凉暮热，或外凉内热，或神呆不语，或妄见如狂。种种奇险之证，皆瘀热所为。治之者，必须导去瘀血，俾热邪随瘀而去，庶几病势可转危为安也。"《诸病源候论·瘿瘤等病诸候》中所云："恶核者，肉里忽有核，累累如梅李，小如豆粒，皮肉燥痛，左右走身中，卒然而起"。"……初得无常处，多恻恻痛……久不瘥，则变作瘘。"此患者为中年女性，病史20余年，久病体虚，阴液不足，加之燥邪伤津，有眼干、口干等津伤干燥的表现。同时该患舌下脉络紫黯，提示有津亏血瘀的表现。另外，燥邪伤津，炼液为痰，痰瘀互结，积聚为核，凝结于腮腺，表现为反复腮腺肿痛。

半夏厚朴汤源自《金匮要略》"妇人咽中如有炙，半夏厚朴汤主之"。津液不布，聚而为痰，痰气相搏，结于咽喉，故见咽中如有物阻；肺胃失于宣降，还可致胸中气机不畅，而见胸胁满闷等。气不行则郁不解，痰不化则结难散，故宜行气散结、化痰降逆之法。方中半夏化痰散结，降逆和胃，为君药。厚朴下气除满，助半夏散结降逆，为臣药。本患者治疗以半夏厚朴汤为基础，方中加用陈皮、浙贝、夏枯草、昆布、瓜蒌等加强化痰软坚散结之功；以丹参、当归、土鳖虫等活血通络、化瘀散结；蒲公英清热解毒，辅以白芍、麦冬等滋阴润燥之品，同时以桔梗载液上行以润燥，牛膝、泽泻引热毒下行以驱邪。脾主健运，运化水液，是水液代谢的中间环节，若脾虚健运失职，则水湿停滞，瘀而成痰；故在此患者治疗中健脾化痰很重要，方中半夏与陈皮配伍意在此功。

二诊时因肿消热解，在上方的基础上减掉蒲公英，减轻贝母、昆布、瓜蒌等软坚散结之力。患者左耳根疼痛、耳鸣，去牛膝，加入龙胆草、磁石、郁金等肝肾经药物，清余热，加强活血止痛之功。三诊时症状明显改善，治以活血化瘀通络、滋阴润燥为主，辅以化痰散结，防再次积聚。

◎ 第五节　培土生金治干燥 ◎

王某，女，47岁。

初诊日期：2017年8月12日。

发病节气：立秋。

主诉：口干3个月。

现病史：患者 3 个月前无明显诱因出现口干，咽干，不伴有吞咽困难，无牙齿片状脱落，无眼干，无视物模糊，无关节肿痛，无皮疹，无雷诺现象。现患者口干，伴口苦，偶有双足麻木感，饮食可，夜眠欠佳，二便尚可。

既往史：体健。

查体：BP：116/70mmHg，口腔黏膜欠润，心、肺、腹查体未见阳性体征，各关节区无压痛、肿胀。舌质淡红，苔薄白，脉弱。

辅助检查：ANA：1∶100（+），颗粒型＋胞浆颗粒型，Sp100（分子量为 100kD 的可溶性酸性磷酸化核蛋白）（++），抗 SSA 抗体（++）；腮腺活检（－）；双肺CT：双肺支气管血管束增强模糊，轻度间质性改变不除外。

中医诊断：燥痹　阴虚内热证

西医诊断：未分化结缔组织病

治则：健脾益气，养阴生津

方药：桔梗 25g　金银花 25g　连翘 25g　枣仁 25g
　　　麦冬 20g　百合 15g　白头翁 20g　半夏 15g
　　　党参 20g　茯苓 20g　陈皮 20g　枸杞子 20g

10 剂，每日 1 剂，水煎，日两次口服

二诊（2017 年 8 月 21 日）：口干、咽干，双手麻木感，双耳发闷，无耳鸣，无明显眼干及脱发。纳眠及二便可。舌质淡红，苔薄白，脉弱。

方药：桔梗 20g　干鱼腥草 30g　金银花 25g　连翘 25g
　　　麦冬 20g　百合 15g　蒲公英 20g　半夏 15g
　　　厚朴 10g　紫苏叶 20g　茯苓 20g　陈皮 20g

7 剂，每日 1 剂，水煎，日两次口服

按：中医认为，人体的各个器官、组织是相互联系的整体，在生理上互相联系，完成机体的正常生理活动，发生病理改变时也能够相互影响。因此，中医治病，当以症测证，该患以"咽干、口干"为主症，他症不显，舌脉为气阴两虚之象。中医学认为，肺通咽喉，故咽干可责之肺；脾开窍于口，其液为涎，故口干责之脾。肺脾二脏联系紧密，第一，气生成的方面：肺主气，司呼吸，可以吸入清气；脾主运化，可以运化饮食，产生水谷精微之气，是产生气的基础，所以有"肺为主气之枢，脾为生气之源"之说。如水谷精微之气与清气可以生成宗气并积于胸中，宗气走息道助肺呼吸，贯心脉心行血。五行中脾属土，肺属金，土能生金，所以脾与肺之间是母子的关系，《薛生白医案》中有"脾为元气之本，赖谷气以生；肺为气化之源，而寄养于脾也"的论述。第二，气的运行方

面：肺为金脏，主气，司呼吸，主宣发、肃降，主通调水道。《素问·阴阳应象大论》说："天气通于肺。"通过肺的呼吸作用，不断吸进清气，排出浊气，吐故纳新，实现机体与外界环境之间的气体交换，以维持人体的生命活动。同时，呼吸的过程也是气机升降出入的过程。肺之宣发，也包含了将精微散布全身的过程，协助脾之升清；肺之肃降也包含了将精微下输脏腑的过程和水浊下注膀胱、糟粕传于大肠的过程，协助胃之降浊。第三，水液代谢方面：脾主运化，为水液升降出入的枢纽，肺主宣发肃降、通调水道。脾肺共同作用，维持着水液代谢的平衡。水液经过脾胃的吸收运化，再由脾上输于肺，肺再通过宣发将津液输布于全身，多余的水液再通过肺的肃降和脾的传输，向下到达肾和膀胱排出体外，有升必有降，有入必有出，这样有序的周而复始，人体才能维持动态平衡保持健康。

故该患者之阴虚内热为肺脾阴虚之证，治当滋脾润肺，润土生金。方中以党参、茯苓健脾生津，脾虚难免水湿不化，故以半夏燥湿，陈皮化湿；百合养阴润肺止咳，清心安神；麦冬除润肺养阴外，还可益胃生津，清心除烦；桔梗为手太阴之引经之药，其气上通，引药上行，《本草通玄》："桔梗之用，惟其上入肺经，肺为主气之脏，故能使诸气下降，世俗泥为上升之剂不能下行，失其用矣。"协陈皮之理气、降气之功，则二药并用，可升降气机，通达药效而不滞；枸杞子，皆知其滋肝益肾，养阴明目，然《本草纲目》即言有润肺之功，故用之即可滋阴调肝，并可润肺濡燥，良药也；虚热扰心则难眠，炒枣仁可宁心安神，收敛津液，《本草再新》谓之有"润肺养阴"之功，两效合一，润燥可期；双花、连翘性凉，气芳香，清宣肺经之热，并有清热解毒之功；白头翁一药，众人皆谓之热痢要药，需知《本草求真》谓之"……亦因邪结阳明，服此热解毒清，则肾不燥扰而骨固，胃不受邪而齿安，毒不上侵而止衄，热不内结而疝与瘕皆却，总皆清解热毒之力也"。诸药合方，立滋脾养阴，润肺清热之功，则肺脾阴复，虚热乃减，构阴阳津液之谐，建脏腑气血之调，故使症减而愈。

◎ 第六节　滋养肝肾治疗燥痹一则 ◎

杨某，女，75岁。

初诊日期：2017年7月31日。

主诉：口干、眼干1年，加重2个月。

发病节气：立秋。

现病史：1 年前患者无明显诱因出现眼干，伴哭时无泪，偶有异物感，有口干，进食固体食物时需水送服，吞咽轻微困难，牙齿逐渐变黑，片状脱落，呈猖獗齿，未系统诊治。近 2 个月，患者口干、眼干症状较前加重，自服中药（具体成分不详），症状未见明显好转。于本院查 ANA：1∶1 000（+），均质 + 颗粒型，ESR：23mm/h，ENA 谱：抗 SSA 抗体阳性，抗核抗体滴度：1∶320（+），anti-CCP（抗环瓜氨酸肽抗体）：191.14U/ml，ASO（抗链球菌溶血素 O）：254.00IU/ml；眼科会诊行双眼泪液分泌试验：左眼 3mm，右眼 3mm；唇腺活检：病理示个别导管扩张伴导管上皮增生，腺泡萎缩，可见淋巴细胞浸润灶明显。诊断为干燥综合征，为求中药治疗来就诊。现症见：口干、眼干，烦躁易怒，面色潮红，出汗多，睡眠欠佳，大便稀溏，小便正常。

既往史：高血压病史，血压最高 180/110mmHg；冠心病心绞痛病史；乳腺癌术后 4 年。

查体：BP：140/90mmHg，神清语明，猖獗齿，双侧乳腺切除，双肺呼吸音清，未闻及干湿性啰音。心率 74 次/min，心脏各瓣膜区未闻及杂音。腹部平软，肝脾肋下未触及，腹部无压痛、反跳痛及肌紧张。四肢关节无畸形，双下肢不肿。舌质红，尚润，无苔，脉弦。

中医诊断：燥痹　肝肾阴虚，肝阳上亢证

西医诊断：干燥综合征

治则：滋补肝肾，平肝潜阳

方药：天麻 15g　钩藤 15g　牛膝 20g　茯苓 25g

　　　杜仲 20g　石决明 20g　白芍 20g　白头翁 20g

　　　桔梗 25g　薤白 20g　栝楼 20g　柴胡 15g

10 剂，每日 1 剂，水煎，日两次口服

二诊（2017 年 9 月 4 日）：口干症状缓解，眼干，易怒，汗多，夜寐欠佳，易醒，醒后不易入睡。大便黏腻，排便费力，舌质红，少苔，尚润，脉略洪。

方药：天麻 10g　钩藤 15g　牛膝 20g　茯苓 25g

　　　杜仲 20g　石决明 20g　白芍 20g　白头翁 20g

　　　桔梗 25g　薤白 20g　栝楼 20g　柴胡 15g

　　　夜交藤 15g　桑寄生 20g　知母 15g　五味子 20g

10 剂，每日 1 剂，水煎，日两次口服

三诊（2017 年 9 月 25 日）：口干症状缓解，眼干。近期呕吐胃内容物一次，易怒，汗多，夜寐欠佳较前好转。大便黏腻，排便费力，舌质红，少苔，尚

润，脉弦。

　　方药：天麻 10g　钩藤 15g　牛膝 20g　茯苓 25g

　　　　　杜仲 20g　石决明 20g　白芍 20g　白头翁 20g

　　　　　桔梗 25g　薤白 20g　栝楼 20g　柴胡 15g

　　　　　夜交藤 15g　桑寄生 20g　知母 15g　五味子 20g

10 剂，每日 1 剂，水煎，日两次口服

　　四诊（2017 年 10 月 23 日）：口干症状缓解，眼干，偶有心前区憋闷感，走路时明显。时有右侧颞部疼痛，夜寐较前好转，大便较前改善，1～2 天一次。舌质红，少苔，尚润，左脉弦滑，右脉沉。

　　方药：川芎 10g　羌活 20g　牛膝 20g　茯苓 25g

　　　　　杜仲 20g　石决明 20g　白芍 20g　白头翁 20g

　　　　　桔梗 25g　薤白 20g　栝楼 20　党参 15g

　　　　　夜交藤 15g　桑寄生 20g　红花 15g　五味子 20g

10 剂，每日 1 剂，水煎，日两次口服

　　按：患者为 75 岁高龄女性，四诊合参，考虑该患为肝肾阴虚之燥痹。《黄帝内经》中提到"女子七岁，肾气盛，齿更发长……七七，任脉虚，太冲脉衰少，天癸竭，地道不通，故形坏而无子也"；《证治准绳·七窍门》中记载"神水将枯，视珠外神水干涩而不莹润……乃火郁蒸膏泽，故精液不清，而珠不莹润，汁将内竭。虽有淫泪盈珠，亦不润泽，视病气色，干涩如蜒蝣唾涎之光，凡见此症，必有危急。病来治之，缓失则神膏干涩，神膏干涩则瞳神危矣。"故治疗上以天麻钩藤饮为主方，以达平肝息风，清热活血，补益肝肾之用。肝肾不足，肝阳偏亢，生风化热，故见诸干燥之征象。《日华子本草》中记载"天麻：助阳气，补五劳七伤，通血脉，开窍"，方中天麻、钩藤平肝息风并用可补五劳七伤，亦有通血脉、开窍之妙用，故二者共为君药；石决明咸寒质重，其不仅平肝潜阳，且能除热明目，与君药合用，加强平肝息风之力，牛膝引血下行，并能活血利水，共为臣药；杜仲补益肝肾以治本。柴胡与白芍是常用配对，柴胡清轻，长于疏达走窜，辛散善行，为疏风解郁之佳品；白芍之功以补养阴血见长，又能柔肝平肝。二者配伍，既能疏肝解郁以治肝用之不达，又能柔肝益阴，以补肝体，正如《医略六书·杂病证治》中所说："柴胡疏肝郁以调经……白芍敛阴血能资任脉……"患者大便稀溏考虑为阴损及阳，肾阳不足，故用薤白等药以补肾中之阳。

　　肝肾同源，不必复说，如肾阴亏虚，则会导致水不涵木，致使肝失涵养，而

出现肝阴亏虚，因肝开窍于目，故症见双目干涩；肾阴不足，不能上济心火，乃致水火不能相济而使心火上炎，舌为心之苗，其症见口干舌燥；肾阴亏虚，则不能上承润肺，导致肺肾阴虚之象，肺开窍于鼻，故口干鼻燥，咽痒干咳；脾之外窍为口，正如《灵枢•五阅五使》所说："口唇者，脾之官也"；脾胃乃后天之本，有赖元阴之滋养，肾阴亏虚，则脾胃失充而脾胃阴虚，乃致脾不能为胃行其津液，故见胃燥津枯之象，且肾水不足，脾胃失其所养，则津液化生无源，输布失调，进而津枯血燥，外至诸窍、皮毛，内至五脏六腑，皆失于濡养，症见口眼干燥、关节疼痛等。五脏各有情志所属，但情志致病主要通过影响气机，导致气机紊乱，进而影响脏腑、阴阳、气血、津液、经络等发病。肝之疏泄是气机调畅的关键，其性升发，喜条达而恶抑郁。肝主调畅气机，疏泄胆汁，助消化，能调节精神情志而使人心舒畅，能调节生殖功能而有助于女子月经时至和男子泄精。同时，肝又主藏血，其具有贮藏血液，调节血量的功能。饮食偏摄、情志失调、诸般邪气等均可以导致肝气郁结、肝失调达，从而导致瘀血停着、痹阻胁络，并可有湿热蕴结、肝失疏泄，以及肝阴不足、络脉失养等诸多病理变化。

宋林萱老师认为干燥综合征的一系列表现主要是由于津液之化生及运行敷布失常所致，肝肾同源，患者年老体衰，天癸已竭，无阴精之濡养，内燥即生。然而，脾为后天之本，其主运化，气血精津全赖脾的运化，如脾运化失司，则津液输布失常。故治疗此病，无论属哪种证型，均应顾脾。除此之外，在组方时，亦应考虑到引经药物的应用，该方之中，桔梗味苦、辛，性平，其归肺经，有宣肺利咽之功，其可引药上行；牛膝味苦、酸，性平，其归肝、肾经，有补肝肾、强筋骨之功，其可引药下行，二者合用，一升一降，引药至其病所。此病例患者在用药之后口干、眼干症状减轻，肝肾得充，诸证减轻。此类患者以此法论治，临床可见明显疗效。

以上选取了宋林萱老师亲治的典型案例，并提供了疗效确切的治法、方药，展示了宋老师从脾论治完胜干燥综合征的辨证论治思路与经验，体现了宋老师导入引经药理论的学术观点，充分反映了宋林萱老师的深厚学术思想和丰富的临床经验。

第五章 "干燥综合征"纵横谈

在中医学中，虽然大多数医学家将干燥综合征归为"燥痹"范畴，但各个时期不同医家对燥痹的认识和理解又有所侧重，出现了百家争鸣的局面，这些医家的观点是什么？同时大多干燥综合征患者合并了焦虑、抑郁的情感问题，我们如何认识呢？从时间医学方面如何看待干燥综合征呢？除了内服药物外，有没有其他好的治疗方法呢？在饮食、膏方和护理方面我们又需要注意什么呢？这些疑问将在本章节中一一解答。

◎ 第一节 干燥综合征证治沿革 ◎

干燥综合征又称舍格伦综合征，是一种以侵犯外分泌腺和具有高度淋巴细胞浸润为特点的缓慢进展性自身免疫性疾病。该病最常见的临床表现为唾液腺和泪腺受损，功能下降，出现口干、眼干及其他外分泌腺及腺体受损的症状，同时可累及肾、肺、甲状腺和肝等多种器官以及组织，出现过敏性紫癜样皮疹、关节痛、间质性肺炎、肾小管酸中毒、胆汁性肝硬化、萎缩性胃炎和消化不良、外周及中枢神经损伤等表现。本病分为原发性和继发性两类，不合并其他自身免疫性疾病者称为原发性干燥综合征；继发于类风湿关节炎、系统性红斑狼疮等自身免疫性疾病的为继发性干燥综合征。本病以女性多见，发病年龄多在 40～50 岁，我国发病率为 0.3%～0.7%。本病起病隐匿，症状不明显且进展缓慢，患者就诊时唾液腺、泪腺往往已受到损害，严重影响患者的生活质量。

干燥综合征这个概念由瑞典眼科医生 Henrik Sjögren 首次提出。国内对干燥综合征的认识与研究起步较晚，20 世纪 70 年代中末期有关干燥综合征的文献仅限于个案报告，当时，干燥综合征在我国被认为是一种罕见病。1981 年陈国栋主编的第 2 版《内科学》统编教材中尚未收入，当时全国临床医师对干燥综合征认识不足。虽然我国古代医籍中没有提到干燥综合征，但在很久之前就认识到了干燥综合征的症状，并对其病因、病机、证治等进行了论述。在中医学中，干燥综合征因其"燥象丛生"的临床表现，多数医家将其归入"燥证""内燥""燥毒"等范畴。本病尚无根治方法，目前西医一般认为与遗传、免疫、病毒感染、内分泌紊乱等因素有关，治疗多采用免疫调节剂与糖皮质激素，疗效欠佳。中医药治疗干燥综合征为我国一大特色，纵观我国对中医药治疗干燥综合征的研究，中医在通过辨证施治调节机体免疫力及各脏腑间的功能方面具有很大的优势，并且中医针灸对于治疗本病灵活多变，疗效显著，安全无不良反应，值得重视并加以推广。

接下来，本文将从各时代不同医家对干燥综合征的认识出发向大家详细介绍该病。

一、先秦时期

在我国古代医书中，没有干燥综合征的概念，干燥综合征的说法是在近代从西方流传过来的，但我国中医在很早之前就对干燥综合征的症状进行了描述，并给出了治疗方法。

我国中医对干燥综合征的认识是从《黄帝内经》开始的，《素问·阴阳应象大论》中提到"燥胜则干"，是指燥性干涩，燥邪致病易伤人津液，导致各种干燥症状的病理变化。李经纬等主编的《中医大词典》对这句话的解释是燥气太过则耗伤津液，出现口鼻干燥、皮肤皲裂、毛发不荣、干咳无痰、小便短少、大便干结等症状。这句话是我国中医典籍中首次出现对干燥综合征临床症状的描述，这句话也是对该病病变机制的描述。也就是说《黄帝内经》认为燥证主要是由于人体内燥邪过盛导致的。

《灵枢·刺节真邪》载："阳气有余而阴气不足，阴气不足则内热，阳气有余则外热，内热相搏，热于怀炭，外畏绵帛近，不可近身，又不可近席，腠理闭塞，则汗不出，舌焦唇槁，腊干嗌燥，饮食不让美恶。"也就是说，阴气不足会产生内热，阳气有余又会发生外热，内热、外热相互搏结，则感到比怀抱炭火还要热。由于热势炽盛，所以只想袒露身体而不愿穿衣盖被，更不敢叫人靠近身体，甚至因怕热而身体不欲沾席。由于腠理闭塞，不得汗出，热邪不能外散，以至于舌干咽燥，口唇干裂，肌肉枯槁，饮食好坏也不辨其味。《灵枢》中关于病机的记载与《黄帝内经》有异同点。相同的是这里同样认为燥证是由于燥邪过盛的原因引起的；不同点是还提出了燥证是因为"阴气不足"，即"阴亏虚"导致的。对于这两种观点，后代医家多有争论。此外，关于发病病症，这里主要强调的是唇舌口咽之燥热。关于治疗方法，本书认为应该"取之于其天府、大杼三痏，又刺中膂，以去其热，补足手太阴以去其汗，热去汗稀，疾于彻衣"，首先针刺手太阴肺经的天府穴和足太阳膀胱经的大杼穴各三次，再刺膀胱经的中膂俞用以泻热，然后刺手太阴经和足太阴经，使病人出汗，待热退汗液减少时，病就痊愈了，其奏效之捷，比脱掉衣服都快。

《素问·至真要大论》曰："岁阳明在泉，燥淫所胜……民病喜呕，呕有苦，善太息，心胁痛不能反侧，甚则嗌干面尘，身无膏泽，足外反热。"阳明在泉的年份，燥气偏胜……人容易患呕吐之病，呕吐苦水，经常叹息，心与胁部疼痛，不能转身；病严重时，就会咽干，面似尘土色，全身肌肤干枯而不润泽，足外部发热。首次提出该病是受燥邪侵袭所致，与上文仅从人体内阴阳角度来说又有所不同。并且描述了燥邪伤人出现与本病相似的口眼与皮肤干燥、目赤痛、关节痛、身痛乏力等症状。基于本书提出的病因，治则应该"燥者濡之"，也就是说要用滋润的方药治疗。

《灵枢·经脉》中有"大肠手阳明之脉……是主津液所生病者：目黄口干……""肾足少阴之脉……是主肾所生病者：口热舌干，咽肿上气，嗌干及痛，烦心心痛，黄疸肠澼，脊股内后廉痛，萎厥，嗜卧，足下热而痛。"也就是说，手阳明大肠经上的腧穴主治津液不足的疾病，其症状是眼睛发黄、口中干燥、鼻塞或鼻出血、喉头肿痛以致气闭、肩前与上臂疼痛、食指疼痛而不能活动。肾足少阴经的经脉……本经脉主肾所发生的病症，口热、舌干、咽肿、气上逆，喉咙干燥而疼痛，心中烦躁而痛，黄疸、痢疾，脊股内侧后面疼痛，足部无力，厥冷，嗜睡，足心热痛。本书将口干之症与肾、大肠相联系，认为是由于肾和大肠的失调才导致了后续的一系列病症。后世将口干症的病机分为津亏虚热、肾虚劳伤、津液升降失调三类。

关于燥证，我国古代医家还有阴阳属性之争，该争论源于《黄帝内经》。《黄帝内经》认为燥与金相对应，具有肃降清凉的特性，属阴，文中说"西方生燥，燥生金，金生辛，辛生肺，肺生皮毛，皮毛生肾。其在天为燥，在地为金，在体为皮毛，在气为成，在藏为肺，其性为凉，其德为清"。也就是说西方应秋而生燥，燥能产生金，金能产生辛味，辛入肺能滋养肺脏，肺能滋养皮毛，肺气通过皮毛而又能滋养肾脏。变化莫测的神，其具体表现为：在天应于燥，在地应于金，在人体应于皮毛，在气应于万物成熟，在脏应于肺。它的性质是清凉的，它的德是洁净的。另外还有"阳明之上，燥气治之"等说法，然而《黄帝内经》中多处提到"燥胜则干""燥热在上""风燥火热，胜复更作"等，这里说的是燥属阳，具有火热、干燥的特性。此论述前后矛盾，燥邪的阴阳属性不明，争论由此开始。

二、秦汉时期

东汉张仲景所著《伤寒论》中提到："太阳病，发汗后，大汗出，胃中干，烦躁不得眠，欲得饮水者，少少与饮之，令胃气和则愈。若脉浮，小便不利，微热消渴者，五苓散主之。"由于燥邪入体，导致烦躁不堪，无法入眠，少许饮水即可。但如果脉象浮动，小便不畅，身体微热，可以服用五苓散。这里将燥证的病因归于燥邪入体，与《素问·至真要大论》中观点相似。其中"烦躁不得眠"，张仲景只把它归为病症之一，后世有医家认为这也为病因之一：由于烦躁不得眠，导致体内燥气更盛，病情更加严重。五苓散具有利水渗湿，温阳化气的功效，方中茯苓、猪苓、泽泻淡渗利湿，通利小便；白术健脾燥湿，助脾气之运化水湿；桂枝通阳化气，五味合用，助膀胱气化，使水有出路，恢复阴津输布，故小便利而燥渴解，方中并无一味润药，却有治燥之功，与《素问·至真要大论》中提出的治疗方法有所不同，可见治疗燥证应该审因论治。

三、三国两晋南北朝时期

口舌干燥是燥证中一个非常显著的特征，因此关于口舌干燥之症的病因病机和治疗方法，我国医书中多有记载。日本丹波康赖所撰《医心方》之卷五"治口舌干焦方"中载有《葛氏方》的两首方剂，据高文柱考证《葛氏方》应为晋代葛洪之著作，因而这应该是历史上第一次出现治疗口干之症的方剂，其方组成及用法如下："乌梅、枣膏分等，以蜜和丸如枣，含之。又方：生姜汁一合，甘草二分，杏仁末二分，枣卅枚，蜜五合。微火上煎，丸如李核，含一枚，日四。"从其组成药物来看，较为简单。第一方将乌梅、大枣组合起来可以起到酸甘化阴，生津润燥的作用，并且采用蜜丸口含的方法服用，治疗口干颇为合适，虽然只能治标，但药方简单效用专一，食药同途，服用方便，给后世颇多启迪。从治疗方法来看，葛洪主要以滋润的方法来治疗燥证。第二方中甘草、杏仁、枣、蜜均味甘，且枣、蜜二药用量远大于生姜，《素问·阴阳应象大论》曰："甘生脾……脾主口。"口干之症，与脾关系密切，因此以众甘药入脾补之，可以达到治标的效果。从该方来看，葛洪又从脏腑的角度来论治，与《灵枢·经脉》中观点一致。

南北朝谢士泰所撰《删繁方》(卷二十二"口干燥方五首")中载有"疗口热

干燥"的甘草丸，其组成为"甘草六分，炙；人参六分；半夏六分，洗；乌梅肉六分；枣膏十分"，将前四味药物捣筛与枣膏相和，制成弹子大的蜜丸含服。剂型上沿用了《葛氏方》创立的局部含服的丸剂，组成上既保留了乌梅配炙甘草、大枣的酸甘合化、生津润燥的作用，又加入"甘微寒"的人参和"辛平"的半夏，人参可"主补五脏"，治口干之本；半夏"辛能开肺降逆……开降上焦之火……气降则通和，故能愈诸疾"，治口干之标。虽然只有五味药，但标本兼治。

四、隋唐五代时期

对于燥证的病因病机，隋朝巢元方所著《诸病源候论》认为口干与心经、脾经、胃经相关。《诸病源候论》卷三十"唇口诸候·口舌干焦候"指出："手少阴，心之经也，其气通于舌；足太阴，脾之经也，其气通于口。腑脏虚热，气乘心脾，津液竭燥，故令口舌干焦也。……右手关上脉，浮为阳，足阳明胃之经也。其脉虚者，病苦唇口干。"巢元方认为由于心脾二经经气分别与舌、口相通，故在腑脏虚热的时候，就会由于津液亏虚而发生口干之症；同时，从脉诊的角度又提出，右关脉浮虚，则胃经有恙，表现为唇口干燥。此外，《诸病源候论》卷三"虚劳病诸候上·虚劳口干燥候"认为"虚劳口干燥"的原因是"劳损血气，阴阳断隔，冷热不通，上焦生热"，也就是说虚劳者由于气血不足，导致阴阳不能交通，上焦由此生热，故而口干。巢元方吸取了《灵枢·经脉》中关于阳明之脉、少阴之脉的观点，提出了燥证是由于脏腑亏虚、气血不足导致的，根据他的观点，若要治疗燥证，应该补足脏腑亏空，采取滋润的方法。

对于燥证的治法与方剂，唐朝孙思邈所著《备急千金要方》载方增多，已经开始考虑清热养阴。孙思邈在《备急千金要方》卷六上"七窍病上"中收载了6个治口干的方剂，除了组方与《删繁方》甘草丸几乎一致的"甘草丸"（6味药）和最后一方（8味药），其余方剂药味均不超过3味，使用多为羊脂、蜜、大枣、酸枣、酸石榴子、葛根、覆盆子、乌梅等药食两用之品，均采用蜜丸含服、取汁含、与米同蒸熟服之等便于长期应用的给药途径。其中一方使用了石膏和蜜，一方使用了麦冬和大枣。石膏，《神农本草经》载其"味辛，微寒……治……口干，舌焦"。麦冬，徐灵胎言其"甘平滋润，为纯补胃阴之药"。此二药之使用，说明当时医家治疗口腔干燥，除了着眼于药物性味与脏腑的关系之外，也开始考虑从口腔干燥症状本身入手：其标为火热，则用石膏清泻之；其本属阴虚，则用麦冬滋润之。其后《外台秘要》《医心方》等书所载治口干燥之方剂无论数量还是组方思路上均没有超越《备急千金要方》。

五、辽宋西夏金时期

金朝刘完素所著医书《素问玄机原病式》主要针对《素问·至真要大论》中的病机十九条，进行了分析、整理、发挥，归纳为五运主病（肝木、心火、脾土、肺金、肾水）和六气主病（风、热、湿、火、燥、寒）共十一条病机。书中以大量篇幅论述了"燥""热""火"的病证、病机，反映了刘完素的寒凉派学术思想。书中写到，"诸涩枯涸，干劲皲揭，皆属于燥"，也就是说阳盛而津液有损导致外燥，皮肤因此而干枯粗糙，皮屑脱落，这些都是燥。这句话是对《黄帝内经》中燥邪所致病变机制的补充。刘完素认为燥邪较为特殊，他提出："金燥虽属秋阴，而其性异于寒湿，而反同于风热火也。"也就是说他认为由金产生的燥虽然属于秋阴，但它不同于寒湿，反而与风热火相同。

金朝张从正在《儒门事亲·卷七·燥形》中提到："夫燥之为病，是阳明化也。水寒液少，故如此。"他认为大便燥结多为过度食用辛热重口味的食物，导致胃肠燥热，津液亏少。

宋代《太平圣惠方·治虚劳口舌干燥诸方》则在《诸病源候论》关于虚劳口干燥说法的基础上进行了补充，指出由于虚劳者"津液减少，荣卫不行"导致"下焦虚寒，上焦生热"，上热下寒，上热则上焦津液不足，下寒则下焦津液不能上承，故作口干之症。《圣济总录·虚劳口干燥》进一步补充了这个理论，指出虚劳者："其人劳伤，阴阳断隔，不能升降，下焦虚寒，上焦生热，热即水不胜火，津液涸竭，致有口舌干燥之候。"比较详细地阐述了虚劳口干燥的病机，也就是将口干的病因病机归因于阴阳隔断，从而导致不能升降，上焦生热，而火比水更胜，所以津液枯竭，导致口干。同时它指出"肾居下焦，膀胱为表，膀胱者，津液之府"，肾在下焦，膀胱是储存津液的地方，将"下寒"明确归因于肾与膀胱。《诸病源候论》《太平圣惠方》《圣济总录》均将口干的病因病机解释为阴阳隔断，上热下寒。此外，关于口干的病因病机，《圣济总录》中还有其他诠释。《圣济总录·口齿门·口舌干焦》指出："心主舌，脾主口，口舌干焦者，以心经蕴热，传之于脾，二脏俱受邪热，故口舌之间，津液燥而干焦也。"心主舌，脾主口，口舌之所以干燥，是因为"心经蕴热，传之于脾"，心和脾都受到邪热的侵扰，因此口舌之间，津液干燥，这里并未强调虚热，所以所指应为实热。《圣济总录·口齿门·口舌干焦》同时指出："亦有多食五辛，饮酒过度，热积上焦，不能滋润于口舌，而致干焦者。"由于饮食辛辣、嗜酒的原因致热积上焦，病性同是实热，但病位在上焦心肺。《圣济总录》所说的这三种病因既包括外感燥热等邪气耗竭阴津,也包括因脏腑功能失调无法化生阴津。

关于燥证的病因病机在这一时期有很多著作均做出了论述,由于各医家对病因病机的看法不同,针对该病的治疗方法也因此不同,但该时期各医家对燥证的治疗方法终归都为滋润生津、调理脏腑、舒经活血之法。

六、元朝

元朝朱震亨在《丹溪心法·燥结十一》中指出:"燥结血少,不能润泽,理宜养阴。"并将其作为其治疗燥结的大纲,也就是说由于燥结会使血液减少,不能润泽全身,因此在治疗上应该以养阴为主。元朝程杏轩所著《医述》中也提到:"欲治其燥,先贵乎润。"他的理念也是要想治疗燥证,首先应该以润为主。

七、明朝

我国古代医书有许多都是以眼干这一特征来诊治干燥综合征的。王肯堂在《证治准绳·七窍门》中所载的"神水将枯":"视珠外神水干涩而不莹润……乃火郁蒸膏泽,故精液不清,而珠不莹润,汁将内竭。虽有淫泪盈珠,亦不润泽,视病气色,干涩如蝇蟒唾涎之光,凡见此症,必有危急。病来治之,缓失则神膏干涩,神膏干涩则瞳神危矣。"从病患的眼部症状详细介绍了干燥综合征的发病特征。大致意思为:患者泪液减少,甚至枯竭,不能滋润眼珠,看上去暗淡没有光泽,这是内火升腾的缘故,因此精液不清,眼珠不莹润,泪液将耗竭。虽然眼中有泪液,但是也黯淡没有光泽,看病人的气色,就像是蝇蟒唾液的光泽,凡是看见此症,必定极其危急。如果得了这种病,治的慢了就会使眼睛干涩,如果眼睛干涩那么视力就很有可能受损。王肯堂详细描述了干燥综合征患者眼干的症状,认为一旦得了这种病,就需要赶紧医治,否则眼睛的视力就会受损。

因口干与口渴不易区分,人们经常把这两种症状混淆。而明朝的张介宾所撰《景岳全书》已能详尽地区分口干与口渴之不同,其云:"口渴口干大有不同,而人多不能辨。盖渴因火燥有余,干因津液不足,火有余者当以实热论,津液不足者当以阴虚论。……故凡于大泻之后、大汗之后、大劳之后、大病之后、新产失血之后、痈疽大溃之后、过食咸味之后,皆能作渴。凡此数者悉由亡阴亡液、水亏枯涸而然,本非热证,不得误认为火。……水亏于下者,宜补脾补肾。若阳虚而阴无以生,气虚而精无以化者,使非水火并济,则何益之有。"口渴是由于火燥过多，口干则是由于津液不足。火有余为实热，而津液不足是为阴虚。因此凡是大泻、大汗、大劳、大病、新产失血、痈疽大溃、吃得过咸之后，都能算作口渴。这些症状都是因为阴气、津液损耗，水亏干涸导致的，不是热症，因此不能算作是火。……而对于由于这些原因导致水亏的，应该补脾补肾。如果阳虚但不能及时补足阴气，气虚而不能及时补足精气，水火不能平衡，是没有什么益处的。

八、清朝

主要以眼干来诊治干燥综合征的还有黄庭镜，他所撰《目经大成》载"神气枯瘁"："掀睑细看，外面养睛神水有若蜗牛之涎，延游于黑白之间，徒光无润。须臾风轮内外，气象渐变枯败如死人，故曰神气枯瘁。急合睑，令渠静坐半晌，再掀再看状如前，少间始复。""有病攻伐过多，神水亦致枯瘁，且转运白睛随皱"等。也就是说神气枯瘁为：翻开眼睛细看，外面护眼的泪液就像蜗牛的涎水一样，他的颜色在黑白之间，光泽暗淡不莹润。在被风吹了一会儿之后，病人的气色逐渐枯败就像死人一样。快速地闭上眼，让病人静坐半晌，再翻开眼睑看起来气色和之前一样。如果生病过多，神水也会枯竭。黄庭镜所描述的症状在中医中被称为干眼症，同样为干燥综合征的症状，在他的观点中，除了燥热，如果久病多用攻邪之药，同样会引起干燥综合征。

《清代名医医案精华·张千里医案·燥病》中记载的有一个类似干燥综合征的诊治记录。书中记载："向有胕肿，或大小足趾痛不能行，每发必纠缠累月，近因心境动扰，先觉脚痛，继以齿痛，延及左半头额颧颊，甚至身热左耳流脓，迄今两旬，耳脓及额俱痛而彻夜不能成寐，烦躁益增，咽腭干燥，耳鸣口干，咯有凝血，食少便难，脉两关弦，素体操劳忧郁，由来久矣。心脾营虚是其质。近来复感风燥之火，上烁肺金，金不制木，肝阳化风化火，上扰清空，肺胃津液皆为消烁，是以现症种种，虚实混淆，宜先用甘凉濡润，以存津液，以化虚燥。鲜生地、知母、胡麻仁、夏枯草、茅根、驴皮胶、麦冬、杭黄菊、西洋参、桑叶、石决明、枣仁、川芎、川贝母。"书中记载干燥综合征的症状为：之前一向患有胕肿，有时候大小脚趾痛到不能行走，每次发病都会纠缠数月。最近因为各种事情困扰，先是感觉脚痛，然后牙齿痛，继而累及左半边的头和脸，甚至浑身发热，左耳流脓，迄今为止已经有 20 天了，每天都因为耳朵流脓和头痛整夜睡不着，因此更加烦躁。咽腭干燥，耳鸣口干，咳嗽的时候有血，吃得少难排便，脉两关见弦，一向操劳忧郁，得这个病很久了。病因为：心脾营虚是导致该病的根本原因，由于最近又患上风燥之火，火气攻肺，肺属金，金不制木，肝脏的阳气又化风化火，因此肺胃中的津液都被消耗一空。具体的治疗方法为：应该先用甘凉来浸润脏器，使其能够存住津液，来化解虚燥。书中所描述的症状已经与现代所说的干燥综合征极其相近，医者辨证准确，论理精当，治法合理，用药切合，为治疗干燥综合征的一个典型案例。

清初名医喻昌所著《医门法律》中记述的"左胁痛，不能转侧，嗌干面尘，身无膏泽，足外反热，膝痛惊骇筋挛……目眛眦疮"等病症与干燥综合征的口干、舌燥、鼻干、咽干、皮肤干燥、游走性关节和肌肉酸痛等症状基本相符。但是燥病为干涩不通的疾病，应该分内伤、外感。外感是由于天气风热过盛，或者因为深秋偏亢之邪所导致的，性质属实，由于外感导致的病刚开始的时候会让人焦虑，肺胃先出现病症，治疗时宜辛凉甘润，滋养肺胃。内伤是人的身体亏损，精血下夺而成，要么是因为汗下失宜；要么是因为摄入过多燥剂；要么是因为长期食用辛辣苦燥的食物导致的。病从下焦阴分而起，肝肾阴亏则枯槁，性质属虚。治疗时应该用纯阴静药，柔养肝肾之阴。忌用苦燥的食物，最喜甘柔。如果延误病情，就会导致精血枯竭。据此详细分辨干燥综合征的病情，又不是一般热盛阴伤和阴虚火旺的病可比的。

此外，关于燥邪的阴阳属性，喻昌指出"燥之与湿，有霄壤之殊。燥者，天之气也，湿者，地之气也。水流湿，火就燥，各从其类"和"燥金虽为秋令，虽属阴经，然异于寒湿，同于火热……故风火热之气，胜于水土而为燥也"。也就是说燥和湿有着天壤之别，二者相对，燥是天之气，而湿为地之气，水为湿，火为燥。燥虽然为秋令，虽然属于阴经，但是却和寒湿不同，而和火热相同……因此风火热的气，胜过水土而为燥。但清代医家沈目南则认为"燥病属凉，谓之次寒，病与感寒同类"，燥病属凉，可称其为次寒，燥病与感寒是同一类的。吴鞠通赞同沈目南的观点，并提到"故深秋燥令气行，人体肺金应之，肌肤亦燥，乃火令无权，故燥属凉，前人谓热非矣"。深秋时节燥气产生，与人体的肺金相应，肌肤干燥。他们二人认为燥的本气为次寒，属阴。

清朝王孟英所著《温热经纬》中指出"以五气而论，则燥为凉邪，阴凝则燥，乃其本气"和"若火既就之阴竭，则燥是其标气"。他提出燥为阴邪，用阴凝生燥和火使阴竭就产生燥的观点来阐述凉燥和温燥的病机特点，高度概括了燥证的病机，然而王孟英主要针对外燥而论，并没有涉及内燥，有一定的局限性。

对于干燥综合征的病因病机，清朝沈金鳌撰写的《杂病源流犀烛》提到："燥之为病，皆阳实阴虚，血液衰耗所致也。"也就是说沈金鳌认为燥都是阳为实阴为虚，血液衰耗导致的。但是阴津的绝对不足既可以是外感燥热等邪气耗竭阴津而成，也可因脏腑功能失调无法化生阴津引起，《清代名医医案精华·张千里医案·燥病》的这个医例就充分考虑了这两点，而其他有的著作具有片面性。

　　根据上文中所述各朝各代医书对燥证的认识，我们可以知道，燥证的形成与人体阴津的生成和输布密切相关，阴津的多少与阴津是否发挥濡润作用是形成燥证的关键。燥证的病机关键为阴津耗竭和阴津的输布异常，导致津液无法发挥濡润作用。可以根据上文将"阴竭则燥"称为真燥证，"阴凝则燥"称为假燥证。真燥证的病因多为人体感受外界燥邪或因邪热太盛、灼伤阴津或者误用汗吐下法使阴津短时间损耗太多或年老体虚、脏腑精血亏虚等，从而出现"阴竭则燥"。假燥证的病机关键为血瘀、水饮、阳虚、寒凝、凉燥等阻塞阴津正常输布，使阴津敷布不均失于濡养而成。

　　对于真燥证的治疗，养阴润燥法应该贯穿始终。如《黄帝内经》中提到的"燥者濡之""燥者润之"，成为后代医家论治燥证的主要方法。《丹溪心法·燥结十一》和《医述》中都提出应该以润为主。清朝张璐撰写的《张氏医通》中也提到"燥本火气之余，故以滋燥养营汤治外，大补地黄汤治内，润燥养阴为第一义"，应该通过润燥养阴的方法来治疗。但假燥证的治疗需要审因论治，慎用润法。《素问·脏气法时论》中提到："肾苦燥，急食辛以润之，开腠理，致津液，通气也。"该文也主张应该用润的方法来治疗，因为"辛"能散、能行，有发散、行气、行血的作用，能使气血津液运行畅通，发挥津液的濡润作用。但辛润之法，根据病机的不同，各有差异。如寒凝，《医原》中提到："寒搏则燥生。"寒主收引，凝结津液，侵袭肌表，阴津无法布承濡润肌肤，故皮肤干燥瘙痒脱屑，寒饮内停，阴津停滞，故口干不欲饮，临床上常用小青龙汤温化寒饮，解表散寒；如水饮，《伤寒论》第 71 条中提出的治燥之法无一味润药，却有治燥之功。《温病条辨》中提到："燥伤本脏，头微痛，恶寒，咳嗽稀痰，鼻塞，嗌塞，脉弦，无汗，杏苏散主之。"杏苏散为辛润治燥良剂，"辛以润之"则津液自和，治凉燥无需用滋润生津之品，方中的紫苏叶、杏仁、前胡、桔梗、枳壳、甘草为辛温宣通稍佐甘润之治，再佐以二陈汤燥湿化痰，则凉燥可解，肺气调和。如瘀血，《血证论》中提到："瘀血在里则口渴，所以然者，血与气本不相离，内有瘀血，故气不通，不能载水津上升，是以发渴，名曰血渴，瘀血去则不渴矣。四物汤加枣仁、丹皮……数方皆在酌宜而用。"四物汤、小柴胡汤、温经汤中的药物性味多为辛温苦燥之品，以活血化瘀为主，却能起到去瘀血生津液之效。总之，假燥的本质是阴津输布不均，治疗应以"辛以润之"为大法，临床上多以辛温之品为主，如厚朴、半夏、陈皮、枳实等，慎用润药，否则使凝滞的阴津更加胶结不化，反增其害。

九、近代

近代以来，随着西医传入中国，我国对干燥综合征有了更多的了解，中医与西医相比，在改善症状、提高生存质量、降低复发率、避免不良反应等方面显示了独特的优势。中医在本病治疗上，多以滋养肝肾、益气养阴润燥、养血活血、化瘀通络等法治之，中药治疗体现的治则治法以养阴生津润燥为主，兼有其他各种补虚泻实的治法综合运用，反映了干燥综合征病机本虚标实的特点，也体现了中医辨证论治的特色。在临床总体症状的改善、改善干燥综合征患者泪腺功能和唾液腺功能方面，中药干预措施优于西医学的对症治疗和替代疗法。

对于干燥综合征的病因，基于之前各医家的研究，现代多数学者认为主要由"燥邪盛""阴亏虚""津不足"所致。如路志正教授认为其病因有三种：风燥外邪横行、肝脾肾亏阴虚、过食辛热之物，病机总属阴血亏虚，津枯液涸。治疗上以益气养阴为本，配合疏肝理气，兼运四旁。李征教授则从三焦辨证的角度进行辨证论治，本着"治上焦如羽，治中焦如衡，治下焦如权"的原则，通过重点针对肺脏、脾胃和肝肾的疏导与调理而达到令人满意的治疗效果。商宪敏教授又将导致燥邪的阴虚细分为五个类型：阴虚型、气虚型、阴阳两虚型、气滞血瘀型和燥毒内伤型，分别对应着不同的临床表现，通过更为细致的病机分析，辨证施治，根据兼夹症的不同进行药物的加减化裁。

正因为不同医家对干燥综合征辨证上有不同看法，所以在选方治疗上也各有不同。有学者采用"润燥解毒、通络散结"的思路，以金银花、当归、玄参、甘草、北沙参、枸杞子、麦冬、生地黄、白芍、白花蛇舌草、天冬、夏枯草配成润燥解毒汤来应对。一些观点认为，燥伤内脏，而致脾肾阴液亏虚，精血不足而成此病，故采用补脾益肾清热法治疗，方中兼顾肾阴胃阳，清热存阴、通络止痛之功效。刘健教授同样认为干燥综合征患者脾胃亏虚，津液不布，治疗思路采用健脾化湿、清热滋阴及活血通络。其自制的中药复方新风胶囊取得不错的临床效果。还有学者认为气阴两虚为干燥综合征的重要病机，治疗当以益气养阴为首要目标，以生地黄、麦冬、黄芪、白芍、青风藤、鬼箭羽配成益气增液汤，可以明显改善疾病症状。

吕光耀等通过对近年间中医期刊发表的近百篇治疗文献中的 137 种方剂、230 余味药物统计分析发现，治疗本病前 30 味药物，按功效分类包括如补阴药类：麦冬、沙参、石斛、枸杞子、天冬、玉竹；清热药类：生地、元参、丹皮、天花粉、知母、赤芍、银花；补气药类：甘草、黄芪、山药、白术、党参；补血药类：当归、熟地、白芍；活血祛瘀类：丹参、桃仁、川芎、红花；收涩药类：山萸肉、乌梅、五味子；其他药类：茯苓（利水渗湿）、葛根（解表）。治疗用药仍然是以养阴生津、清热凉血润燥、益气养阴润燥、养血润燥补肾填精、养血活血通络、活血养血润燥为主，其间也用一些收涩药以取酸甘化阴之法。

对于干燥综合征的治疗，现代中医也多采用中西结合的方法。金实教授基于络脉是气血津液通道的理论基础，提出其病机为阴虚络滞，阴液亏虚乃疾病之本，络脉滞涩是其基本病变。金老将中医理论和西医学相结合，认为外分泌腺体及导管类似分布于体表的"络脉"系统，其排泄的液体归属于中医"津液"范畴，外分泌腺体通过腺管分泌液体发挥保护、湿润等作用，正所谓"溢奇邪""通荣卫"；而阴虚则易导致虚热内生，煎熬津液，气滞血结，络窍涩滞，进而引发口干、眼干等燥证。张鸣鹤教授从中西医结合出发，提出干燥综合征"炎热"病机，倡导"热痹"理论，认为热毒之邪乃伤津化燥的根本，而瘀血又是化燥蕴毒的致病因素。热毒灼津炼液，阴津亏虚，脏腑官窍失荣，进而壅遏气机，津凝血滞则为血瘀，久病入络，气血不行，导致阴津亏虚更甚。

此外，由于单纯的中药内服往往起效慢、疗程长，针刺疗法、中药雾化、穴位注射等中医外治法用于干燥综合征的案例屡见不鲜，且疗效确切。针刺疗法主要是针刺患者腺体周围穴位（如廉泉、金津、玉液、睛明等穴），以达到生物刺激的目的，可加上电针增加电刺激的频率及强度，从而疏通腺体及经络，可使津液得生、燥毒以除、气血通畅。中药雾化法是指经过雾化装置后的中药药液变成微小的雾粒或者雾滴，悬浮在空气中，被患者局部吸收的一种治疗方法。穴位埋线是基于针灸学理论，利用针具和药线在体内穴位处刺激经络、调节气血、平衡阴阳等，以期达到治疗疾病的目的。除了这些方法之外，用于治疗干燥综合征的外治法还有很多。

中华文化博大精深，中医学作为中华文化的一部分，一代代地流传下来，其中的精华不断沉淀。在治疗干燥综合征方面，我国从《黄帝内经》时期便已有记载，此后的每一个时代，医家们对干燥综合征都会提出新的见解与治疗方法，真正应了我们的题目"百花争鸣"。由于篇幅的限制，我们的先辈们在这方面总结的经验和知识本文还有很多没有论述，近代以来，结合西医的知识，学界更是提出了许多创新的理论。随着时代的进步和科技的发展，相信中医在治疗干燥综合征方面一定会取得突破性的进展！

◎ 第二节　中医时间治疗学 ◎

中医时间治疗学认为人与天地相应，人体的功能、病理变化受气候及日月时间规律等自然因素影响；根据自然及时间规律，选择适当的时机治疗，可提高治疗效果，并减轻治疗副作用。

一、追溯源

中医学中一直有关于时间治疗学方面的论述。早在春秋战国时期，《黄帝内经》即提出了因时制宜的原则，指出："圣人之治病也，必知天地阴阳，四时经纪。"并强调"因天时而调血气"，否则"失时反候，百病不治"。《素问·五常政大论》曰："故治病者，必明天道地理，阴阳更胜，气之先后，人之寿夭，生化之期，乃可以知人之形气矣。"五运六气学说通过气候变化的规律，推演和预测各年的多发病及病证特点，体现了"因年施治"的运用。"因季施治"，强调无论饮食及用药都应该根据四时之气的变化进行，"用寒远寒""用热远热"。"因月施治"指根据月球环绕地球所形成的朔、望、晦的盈亏程度对人身气血运行的影响，分析确定能否针刺及取穴部位。"因日施治"指根据昼夜节律及气血盛衰、脏腑功能变化，因时用药或选取穴位。

秦汉时期，张仲景《伤寒杂病论》中强调择时用药的重要性，提出十枣汤宜"平旦温服"，泽漆汤宜"温服五合，至夜尽"等；每一方在不同情况下有灵活的服药时间，有每日一次顿服，亦有每日 2～6 次，以及时间不定或限定某时服药的多种方式；且同一方对不同病症又有多种用药时间，如桂枝汤。

宋金元时期，宋代官方组织编纂的《圣济总录》首载 60 年运气图，逐一推算甲子周期，并提出了干支、运气作为诊断、治疗疾病的首要考虑因素。金元四大家之一李东垣，提出了食前服、食后服、食远服、空心服、五更服、上午服、巳午间服、收卧服和不拘时服九种服药时间的方案。清代叶天士也很重视四时六气的变化对人体的作用，并以此指导辨证治疗，有一定独到之处。

二、明四季

一年四季春夏秋冬，疾病的发生和属性各不相同，治疗亦不尽相同。《素问•金匮真言论》有云："春善病鼽衄，仲夏善病胸胁，长夏善病洞泄寒中，秋善病风疟，冬善病痹厥。"人体与生物在四季变化规律概括为春生、夏长、长夏化、秋收、冬藏；四时气血变化，脉象则呈春弦、夏洪、秋毛、冬石，春秋脉浮，秋冬脉多沉小的规律。

春夏秋冬，寒暑燥温，胜复相异，疾病特点各不相同。《素问》曰："逆春气，则少阳不生，肝气内变；逆夏气，则太阳不长，心气内洞；逆秋气，则太阴不收，肺气焦满；逆冬气，则少阴不藏，肾气独沉。"春月脉弦，天渐转暖，尚有余寒，肌腠渐开，起居不慎，易感伤风；夏月脉洪，或多湿或酷暑，易使人患湿温、暑风、中暍；秋月脉浮，气候转凉，地燥天干，易伤肺津；冬月脉沉，天寒地冻，易感寒发热、冻伤。

治疗应随季节不同，注意调寒温、清暑湿、润秋燥、祛寒邪。《素问•四气调神大论》云："春夏养阳，秋冬养阴。"春夏天之阳气生长，有助人体阳气，秋冬天气阴气生长，有助人之阴气。《素问•天元正纪大论》云："用寒远寒，用凉远凉，用温远温，用热远热。"阳气虚者，春夏服温阳益气之药以适天之阳气渐生之势；阴液不足之体，入秋尽早培补阴津；体质羸弱者，冬令进补乃最佳时机。

三、晓节气

阴阳是对立统一的，四时交替，寒暑往来，是阴阳之气此消彼长的反应，同时也是阴阳互根的体现。而一年中阴阳消长的极点即三九、三伏，分别是四时中阳气、阴气最盛的时期。冬至一阳生，夏至一阴生，阴阳之气交变之时可使某些疾病发作或加重，在此时序变更之前施治，以防患于未然。春分秋分，是一年之中阴阳相对平衡之际，既是病势趋缓，矛盾得到暂时缓解，又是危机潜伏之时，调治得当可使疾病向愈。

四、辨盈亏

月球环绕地球运行，夏历每月初一称为"朔"，即新月；夏历十五称"望"，即满月；夏历每月最末一天称为"晦"，即"残月"。月相朔、望、晦转变时即对人体气血运行产生影响。《素问•八正神明论》中指出："月始生，则血气始精，卫气始行；月廓满，则血气实，肌肉坚；月廓空，则肌肉减，经络虚，卫气去，形独居，是以因天时而调血气也。"《灵枢•岁露》也说："人与天地相参也，日月相应也"，"月满则海水西盛，人血气积，肌肉充，皮肤致，毛发坚，腠理密。"均指出人体阴血的盛衰与月相相应。

药物及针灸治疗可根据月盈亏、气血盛衰而因时论治。《灵枢·岁露》："凡刺之法，必候日月星辰。"新月渐盈治之宜补不宜泻，月满渐残治之宜泻不宜补。晦朔之交月廓空，不可针治。

五、知日时

人体与自然相适应，形成昼夜节律。《灵枢·卫气行》："岁有十二月，日有十二辰。"十二时辰，即子丑寅卯辰巳午未申酉戌亥。一日又分四时，日出为春，日中为夏，日入为秋，夜半为冬；相应时辰卯、午、酉、子。子午为经，卯酉为纬。在一日之中，子午为阴阳交变之刻，卯酉为阴阳相对平衡之时。一昼夜为一年之缩影，黎明卯时，相当春分，薄暮酉时，相当秋分，是寒热适中，阴阳平衡之时；日中午为一阴生，夜半子时为一阳生，等于夏至冬至，是寒热两极化，阴阳互为交替之时，其影响于疾病也同一年四季。

时辰与脏腑相合，《针灸大成》中关于子午流注十二经纳地支的记载："肺寅大卯胃辰宫，脾巳心午小肠未，申膀酉肾心包戌，亥焦子胆丑肝通。"随着时辰变化，人体阴阳出现相应变化。《素问·金匮真言论》云："平旦至日中，天之阳，阳中之阳也；日中至黄昏，天之阳，阳中之阴也；合夜至鸡鸣，天之阴，阴中之阴也；鸡鸣至平旦，天之阴，阴中之阳也。"疾病一日间有旦慧昼安夕加夜甚的规律，《灵枢·顺气一日分为四时》云："朝则人气始生，病气衰，故旦慧；日中人气长，长则胜邪，故安；夕则人气始衰，邪气始生，故加；夜半人气入脏，邪气独居于身，故甚也。"

人体阴阳相应变化形成规律性向愈时机，伤寒六经传变 7 日为一候，各有欲解时，少阳病欲解寅至辰（3—9 时），阳明病申至戌（15—21 时），太阳病巳至未（9—15 时），太阴病亥至丑（21—3 时），少阴病子至寅（23—5 时），厥阴病丑至卯（1—7 时）。即三阳病欲解时是平旦至黄昏（3—21 时），三阴病欲解时从人定至日出（21—次日 7 时）。在此时给予治疗效果更好，或可防止传变。

六、识子午

子午流注是一种气血运行时间理论，指人体气血运行如水灌注，循环不息，随时间变化人体内各脏腑经络气血强弱呈规律性变化。《灵枢·经别》等篇均提到人之合于天道，内有六脏六腑，合于十二月、十二辰等，以及论述十二经脉五输穴的出、溜、注、行、入的不同过程，预示经脉现象与自然时间规律息息相关。明·李士材《医宗必读》中述："寅时气血注于肺，卯时大肠辰时胃，巳脾午心未小肠,膀胱申注酉肾注,戌时包络亥三焦,子胆丑肝各定位。"

　　子午流注针法是以十二经脉肘膝以下的 66 个经穴为基础,根据出井、流荣、注输、行经、入合的气血流注,盛衰开阖的道理,配合阴阳、五行、天干、地支等逐日按时开穴的一种针刺取穴法。十二经脉按其运行次序,经气每日平旦寅时,始于中焦,上注于手太阴肺经,自胸中而出于中府,至于少商,依次行于诸经,丑时终于足厥阴肝经,寅时复由肝经注肺,如环无端地运行;营卫运行及经脉流注的时间节律变化,为子午流注按时施治原则提供了理论依据。子午流注用于针灸取穴,医者先推算患者来诊当年当月当日时辰天干地支,人体气血流注之动态,结合患者病情选穴而治。依据气血流注的盛衰时间为主体,优选十二经疗效最佳的五输穴,可达到更好的治疗效果(图 5-2-1)。

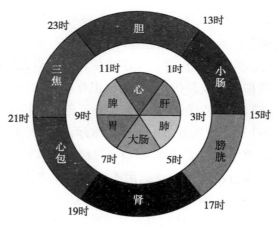

图 5-2-1　子午流注

七、从脾论治与时间治疗学

　　《金匮要略·脏腑经络先后病脉证治第一》中提出:"四季脾旺不受邪。"脾为后天之本,气血生化之源;脾主运化水谷精微,消化和吸收营养物质,为机体各脏腑的生理活动提供物质基础。正如《医宗必读》中所说:"一有此身,必资谷气,谷入于胃,洒陈于六腑而气至,和调于五脏而血生,而人资之以为生者也,故曰后天之本在脾。"若脾运化功能失常,水谷精液输布障碍,则机体会失于濡养,日渐消瘦或机体功能逐渐降低;同时水液停滞在体内,会产生水饮、痰湿等病理产物,可引发诸多疾病。正如《寓意草·论善后之法》中云:"故理脾则百病不生,不理脾则诸疾续起。"故健脾治疗应贯穿疾病始终,不仅在脾虚时补脾,而要做到未病先防,使脾气更为健旺,确保人体水谷精微的生成、转输过程正常,防御疾病的发生。脾主运化,助卫气形成,上输于肺,行于脉外,营周不休,能帮助机体抵御外邪。脾主身之肌肉,脾胃所化生的水谷精微为肌肉提供营养,使肌肉健壮、发达。肌肉丰满,腠理固密,可以抵御外邪入侵。正如《丹溪心法附余·医指·附古庵方氏赋》说:"胃乃六腑之本,脾为五脏之源,胃气弱则百病生,脾阴足而万邪息。"

○ 第三节　中医外治法治疗干燥综合征 ○

一、概述

干燥综合征是一种慢性、全身性的自身免疫性疾病。临床中干燥综合征的临床特点及表现多种多样,且起病隐匿,进展缓慢,患者就诊时唾液腺、泪腺往往已受到损害,严重影响患者的生活质量。本病尚无根治方法,目前西医治疗主要以免疫抑制剂及替代治疗为主,但疗效不确切且不良反应较多。中医学认为,干燥综合征属"燥证""燥痹"等病证范畴。其病因病机与阴津亏虚有关,中医内治法和外治法常用于本病的治疗,但单纯的中药内服往往起效慢、疗程长,不能直接作用于病位,不能直接缓解患者的痛苦。中医外治法能够针对患者干燥综合征病变特点选用不同的治疗方式,更直接、更有效、更迅速地对病变部位进行治疗。目前,针刺疗法、中药雾化、穴位注射等常用中医外治法用于干燥综合征的病例屡见不鲜,且疗效确切。现主要介绍中医外治法治疗干燥综合征的适用范围和具体的治疗方案,旨在为临床治疗提供参考。

中医外治是相对于内治(口服给药)而言的治疗方法,主要以突出"中医外治"为特色的中医药学术方法。中医外治法疗效独特、作用迅速、历史悠久,具有简、便、廉、验之特点。中医外治法主要包括针灸、按摩、熏洗、针刀、敷贴、膏药、脐疗、足疗、耳穴疗法、物理疗法等百余种方法,与内治法相比,具有"殊途同归,异曲同工"之妙,对"不肯服药之人,不能服药之症",尤其对危重病症,更能显示出其治疗之独特。干燥综合征临床表现为口、眼干燥,也可有多器官、多系统损害,故中医外治法针对不同部位的症状特点能够采用不同的外治法进行治疗。针灸疗法主要是针刺患者腺体周围穴位(如廉泉、金津、玉液、睛明等穴),可加上提、飞、捻、转等手法增强刺激的频率及强度,从而疏通腺体及经络，可使津液得生、燥毒可除、气血通畅。中药雾化法是指经过雾化装置后的中药药液变成微小的雾粒或者雾滴，悬浮在空气中，被患处局部吸收的一种治疗方法。穴位埋线是基于针灸学理论，利用针具和药线在体内穴位处刺激经络、调节气血、平衡阴阳等，以期达到治疗疾病的目的。中药外敷是运用中药归经原则，以气味具厚药物为引导，率领群药，开结行滞直达病灶。固可透入皮肤产生通经走络，行气活血、滋阴潜阳、润燥除痹等功效。敷于体表的中药干粉能刺激神经末梢，通过反射扩张血管、促进局部血液循环、改善周围组织营养，达到治疗目的。同时药物在患处通过皮肤渗透达皮下组织，在局部有药物浓度的相对优势，从而发挥较强的药理作用。

二、适用范围

干燥性眼病：患者常有眼痒、眼干、眼内异物感、灼热感。在早期常出现泪液过多，随着病情发展，视物逐渐模糊、眼红、眼痛，晨起时睁眼困难，以后在异物刺激或情绪激动时，也不能产生泪液。眼科检查可见角膜周围充血，有时可见泪腺肿大。晚期可并发角膜内小血管形成，伴有云翳，继而形成溃疡。有时可因穿孔引起虹膜睫状体炎、全眼球炎、眼球内积脓而失明。

干燥性口腔疾病：病程早期病人常感唾液不足、口干或口中发黏，继之在进食时唾液缺少，出现味觉减退、舌及口角破裂疼痛、咀嚼和吞咽困难等，夜间可因口干而致醒。由于病人口干而饮水过多，可表现出类似尿崩症的表现。食物黏附到干燥的口腔黏膜上，可发生口腔黏膜剥离及口腔出血，有时可发生白色念珠菌感染。由于唾液减少，易发生龋齿。口腔检查常发现舌系带周围唾液腺缺如，按摩唾液腺体亦不见分泌唾液。

干燥性皮肤病：由于汗腺部分或完全萎缩，半数以上病人可有皮肤干燥、部分或完全性无汗，1/3 的病人可出现外阴和阴道干燥，严重病人可有阴道灼热感或性交困难。妇科检查可见阴道黏膜干燥，有时可出现红斑。生殖器干燥症往往与严重的口腔干燥症同时发生。约 10% 的病人可出现非血小板减少性紫癜，紫癜一般成批反复出现，呈圆形，粉红色，多见于下肢。

干燥性耳鼻喉病：随着病情发展，干燥性改变常可累及耳鼻喉部位分泌黏液的黏膜，因而引起鼻衄、鼻腔干燥结痂、黏膜萎缩、嗅觉不灵、喉咙干燥疼痛不适、声音嘶哑。少数病人可发生鼻中隔穿孔。

关节部位病变：多数病人可有关节症状，表现为关节疼痛、肿胀，少数有关节腔积液，有时也可出现关节周围肌肉疼痛与肌肉萎缩。关节肿痛大多先于干燥症状数月甚至数年，也可先有口眼干燥，而在多年之后出现关节症状。

腮腺肿大：近 1/3 的病人可出现腮腺肿大，多数病人感觉局部轻度不适。腮腺质地坚硬，无触痛，但在继发感染时可有触痛。腮腺肿大以单纯口、眼干燥型者居多。腮腺造影显示，几乎都有不同程度的腮腺腺管节段性扩张或狭窄。腮腺肿大可能是由于钙化或继发感染所致，易误诊为腮腺炎。腮腺肿大每次发作均可出现不同程度的发热，这可能是疾病本身急性发作或者继发感染所致。

其他系统疾病：

呼吸系统：喉、气管、支气管可以发生淋巴细胞与浆细胞浸润，腺体萎缩，因而引起呼吸道黏膜萎缩，最后导致严重的干咳或者黏痰不易咳出。随着病情进展，往往可引起肺部反复感染、支气管扩张、弥漫性肺纤维化，有时还可产生胸腔积液。即使单纯口眼干燥型，也常伴有纤维性肺泡炎。病情后期可发生肺动脉高压而导致肺心病。

消化系统：除口腔症状外，重症病人由于环状软骨后食管狭窄和食管黏膜干燥，食管蠕动障碍，可出现吞咽困难。个别病人可发生食管炎、慢性萎缩性胃炎、恶性贫血或慢性胰腺炎等。约 10% 的病人可发生自身免疫性肝炎、原发性胆汁性肝硬化。

泌尿系统：肾功能异常，主要影响肾小管功能。约 1/4 的病人伴有肾小管性酸中毒。其他肾小管功能异常包括肾性尿崩症、多种氨基酸尿、肾小管再吸收尿酸功能障碍、高尿磷症等。肾小管功能障碍可能由于间质性肾炎、慢性肾盂肾炎或高 γ 球蛋白血症所引起。少数病人可发生肾小球肾炎和肾动脉炎，荧光免疫检查可见肾小球基底膜有 IgM 和 C3 沉淀。

神经系统：个别病人可发生孤立性颅神经瘫痪，有时也可发生多发性颅神经及周围神经病变。近半数病人有神经衰弱。也有的病人可发生肌炎与重症肌无力等。

心血管系统：部分病人可出现心包炎、心肌炎、充血性心力衰竭等。

风湿免疫系统：部分病人可伴有系统性红斑狼疮、硬皮病、皮肌炎、多动脉炎、脉管炎、慢性淋巴细胞性甲状腺炎、周期性发热等病的临床表现。

三、治疗方案及举例

（一）针刺疗法

针刺以合谷、廉泉、肾俞、三阴交、太溪为主穴，眼干明显者加睛明、攒竹、阳白等，口干、腮腺肿大明显者加地仓、颊车、牵正等，膝关节疼痛者加梁丘、血海、足三里等，外阴或阴道干涩明显者加中极、会阴等。

临床研究举例：

崔小灿等将 48 例干燥综合征患者分为试验组和对照组，每组 24 例。试验组在地仓、足三里、廉泉、颊车、三阴交等穴位给予针刺治疗，对照组给予茴三硫口服治疗，结果 3 周后发现试验组唾液流率显著增加（$P<0.05$）。提示针刺法治疗干燥综合征口干症状有一定临床疗效，且无明显不良反应。

寇吉友等选取 25 例阳虚型干燥综合征患者，采用针刺法同时口服温润附葛汤（附子、干姜、党参、黄芪、麦冬、葛根等），其中针刺选取牵正、金津、玉液、晴明等穴位，每日 1 次，7 次为 1 个疗程，共治疗 4 个疗程，结果总有效率为 96%，自身前后对照方糖试验计分明显降低，提示中药内服法结合针刺法可降低阳虚型干燥综合征患者的方糖试验计分，并显著改善临床症状。

陈劲舟等研究干燥综合征口干症状及"消渴"症状的针灸取穴特点，发现用于治疗"消渴"的前 6 个穴位依次为承浆、意舍、然谷、水沟、行间和隐白穴，同时总结了针刺中用于口干症状的 10 个穴位依次排序为曲泽、太冲、少泽、尺泽、太渊、商阳、关冲、照海、大钟及复溜，并提出针刺干预干燥综合征口干症状的取穴思路为泻肺、大肠、肝胆郁热与滋养肾阴并行。

（二）中药外敷

中药水煎取汁后，以纱布浸湿后外敷患处，每次 30 分钟，2～3 次/d。

上焦（肺阴虚）：方剂选用清燥救肺汤加减——桑叶（经霜者，去枝、梗，净叶）9g，石膏（煅）8g，甘草、胡麻仁（炒，研）、阿胶、枇杷叶（刷去毛，蜜涂，炙黄）各 3g，麦门冬（去心）4g，人参、杏仁（泡，去皮尖，炒黄）各 2g。

中焦（胃阴虚）：方剂选用益胃汤加减——沙参 9g，麦冬 15g，冰糖 3g，细生地 15g，玉竹炒香 4.5g。

下焦（肾阴虚）：方剂选用左归丸加减——熟地 20g，山药 12g，枸杞子 12g，山萸肉 12g，川牛膝 12g，菟丝子 12g，鹿角胶 9g，龟胶 9g。

另外，眼干明显者可加菊花、枸杞、金银花；口干明显者可加天花粉、葛根、生地；皮肤干燥明显者可加玄参、生地、黄芪等；关节疼痛明显者可加杜仲、牛膝、桑寄生等。

临床研究举例：

于春洋等将 76 例原发性干燥综合征干眼病患者随机分为治疗组和对照组，每组 38 例。对照组进行免疫抑制剂和人工泪液点眼治疗，治疗组在对照组治疗的基础上给予中药内服、中药煎剂外敷眼部及健康教育指导。两组均治疗2个月，对治疗前后观察指标进行分析。治疗后，治疗组眼部症状SPEED（标准干眼症状评估）问卷评分减少，泪液分泌量及泪膜破裂时间增加，且均优于对照组，差异有统计学意义（$P < 0.05$）。说明原发性干燥综合征患者在常规治疗的基础上进行人工泪液点眼、运用中药内服外敷治疗及健康教育指导，能有效缓解干眼病的临床症状，增强泪液分泌功能及延长泪膜破裂时间。

吴以岭首先运用络病学说探讨干燥综合征的中医病机与治疗，在益气养阴的同时，针对络脉瘀阻、津凝痰聚、毒瘀互结、络息成积这一病理机制特点采取祛瘀化痰、解毒、通络消积之法，在直接通络治疗的同时，把祛除络脉不通的原因与继发络外、络周脏腑组织病理改变有机结合，使气血调和、络脉通畅，达到气充、血畅、络通、积消的目的。

（三）中药雾化法

临床研究举例：

项承荣将40例住院及门诊干燥综合征患者按随机数字表法分为试验组和对照组，每组20例。对照组给予硫酸羟氯喹片口服并给予玻璃酸钠滴眼液滴眼，每次1滴，每日5次。试验组给予中药雾化熏眼，药物由石斛10g、玄参20g、菊花15g、金银花15g组成。将上述药物放入水中浸泡后煮沸，文火煎20min，盛出药汁冷却后放入仪器中，局部雾化，每次15min，每日2次。西药治疗同对照组。治疗28d为1个疗程，连续治疗1个疗程后观测临床症状、眼干评价积分、滤纸试验结果、不良反应等。结果试验组总有效率为71.4%，远高于对照组的36.8%，研究表明中药雾化法可改善干眼症患者眼干症状。

郭迪文等将60例干眼症患者随机分为3组，A组给予中药雾化熏眼＋人工泪液，B组单纯给予人工泪液，C组给予局部热敷＋人工泪液。治疗30d后，A组在改善患者睑板腺功能上优于其他2组。

韦尼等将65例干燥综合征患者随机分为治疗组33例和对照组32例。治疗组给予中药雾化，对照组给予毛果芸香碱口服，4周为1个疗程。观察口干问卷调查情况及静态的唾液流率、方糖试验，以及各种血生化指标如红细胞沉降率、C-反应蛋白、免疫球蛋白（IgG、IgM、IgA）等水平变化情况。结果两组总体疗效比较，差异无统计学意义（$P > 0.05$），但治疗组在改善静态唾液流率和方糖试验等方面优于对照组（$P < 0.05$），提示中药雾化对改善干燥综合征患者口干燥具有较好的疗效。

（四）穴位埋线法

主穴取廉泉、曲池、肾俞、三阴交、太溪、太冲。

操作方法：标记、消毒、局麻后，医者右手持针，针头顶压于所埋穴位，左手将 1 段已消毒的 0 号羊肠线（将 0 号羊肠线剪成 1.5cm 的小段，使用前浸泡于 75% 乙醇中 30min）套于埋线进针尖端的凹槽内，然后用左手拇指绷紧穴位皮肤，右手持续缓慢进针，针尖缺口向下 15°～40° 角刺入，直至肠线头完全埋入皮下，再进针 0.5cm，将肠线埋于穴内肌层，随后出针，针孔用碘伏再次消毒，外敷无菌纱布。

临床研究举例：

朱俊岭等采用穴位埋线法治疗干燥综合征患者 30 例，主穴取曲池、廉泉、肾俞、三阴交、太溪和太冲穴，燥毒甚者加合谷穴，腮腺肿大加颊车穴。用 0 号羊肠线套于埋线进针，直至羊肠线完全埋入皮下再进针 0.5cm，埋于穴内肌层，随后出针。15～20d 埋线 1 次，3 次为 1 个疗程。30 例患者中，治疗次数最少为 3 次，最长为 2 个疗程，总有效率为 93.3%，提示通过辨证取穴与埋线治疗相结合可有效改善干燥综合征的临床症状，刺激患者唾液和泪液的分泌。

何洋抽取 1 例干燥综合征患者的自体血 3ml，将其注射到足三里、大肠俞、小肠俞 3 个穴位各 0.5ml，进针深度以患者产生酸、麻、胀感为宜。每 5 天注射 1 次，共治疗 9 次。7d 后患者开始有唾液分泌，10d 后眼干症状有所缓解。提示通过自体血注射到穴位上可对穴位产生长期有效的刺激，同时自身血注射到机体内可使体内白细胞增多，使患者免疫力、体质增强。

杨桂月等治疗 34 例女性干燥综合征患者，以风府为主穴，酌症加减配穴、辅穴，其间予大涎腺导管注射地塞米松 5mg/ml 加生理盐水稀释至 4ml，每侧腺体注射 2ml，腮腺与下颌下腺交替注射，每日 1 次，10 次为 1 个疗程，共治疗 2 个疗程，总有效率为 94.12%。

○ 第四节　干燥综合征的食疗 ○

干燥综合征是一种常见的自身免疫性疾病，病机特点是阴津亏虚为本、燥热火气为标，表现为两目、口腔、皮肤、阴道等的燥热津伤之象。干燥综合征患者除需要专科治疗外，因泪液分泌少，平时应戴防护眼镜，避光避风，保持室内湿润；因唾液分泌少，保护牙齿需用有益牙膏、饭后漱口，牙周炎、口腔有霉菌应及时治疗。饮食应偏于甘凉滋润，多吃滋阴、清热、生津的食物，如豆豉、丝瓜、芹菜、红梗菜、黄花菜、枸杞头、海虹干、甲鱼等。水果如西瓜、甜橙、鲜梨、鲜藕等，也可甘寒生津。应忌食辛辣、香燥、温热之品，如酒、茶、咖啡、各类油炸食物、羊肉、狗肉、鹿肉，以及姜、葱、蒜、辣椒、胡椒、花椒、茴香等香燥调味品，以防助燥伤津，加重病情。以下介绍几款可对治疗干燥综合征有帮助的食疗米粥。

梨子粥：取梨2个，洗净后连皮带核切碎，加粳米100g煮粥。具有生津润燥、清热化痰的功效。

银耳粥：银耳5～10g浸泡发涨，加粳米100g、大枣3～5枚同煮粥。具有滋阴润肺、养胃生津的功效。

百合粥：新鲜百合60g，冰糖适量，加粳米100g煮粥。具有清心润肺的功效。

芝麻粥：黑芝麻适量淘洗干净，晒干后炒熟研碎，每次取30g，同粳米100g煮粥。具有润五脏、补虚气的功效。

麦门冬粥：麦门冬20～30g，煎汤取汁，再以粳米100g煮粥待半熟，加入麦门冬汁和冰糖适量同煮。具有养阴生津、止咳化痰的功效。

菊花粥：菊花50g煎汤，然后与粳米100g一同煮粥。具有散风热、清肝火、明眼目的功效。

一、干燥综合征的饮食宜忌

干燥综合征是当泪腺、唾液腺、上呼吸道等处的分泌腺因慢性炎症引起萎缩及硬化时，使腺体分泌减少或停止的综合病症。此病尤以女性居多，属于中医"燥证"或"阴虚证"范畴。

（一）宜忌原则

干燥综合征的患者均表现为口干、眼干、鼻干、舌苔少甚者无苔、舌质红、有裂缘舌面乏津，病人又常口干欲饮，形体多消瘦，掌心热，脉细数，均为阴伤或阴虚火旺之象。所以，其饮食宜食用滋阴养液、生津润燥之品。宜吃清淡多汁液、多维生素的新鲜瓜果蔬菜，宜吃酸甜具有"酸甘化阴"作用的食物。忌辛辣刺激性食物，忌吃温热伤津、香燥耗液的食物，忌吃炒爆煎烤、助热上火的食物，戒抽烟与喝酒。

（二）宜用食物

甲鱼：性平，味甘，有滋阴凉血的作用，是含丰富蛋白质的清补食品。《随息居饮食谱》载："甲鱼，滋肝肾之阴，清虚劳之热。"所以，干燥综合征者，食之最宜。甲鱼蛋又称鳖卵。《本草蒙筌》载："盐腌煮吞，补阴虚亦验。"鳖的背甲煎熬而成的胶块称为"鳖甲胶"，也有滋阴补血退虚热的作用，呈现出阴虚内热的干燥综合征患者宜食之。

牛奶：性平，味甘，有生津润燥、补虚养阴的作用。古代医家认为："牛乳乃牛之血液所化，其味甘，其气微寒无毒。甘寒能养血脉，滋润五脏，故主补虚羸，止渴。"另有酸奶，是以新鲜牛奶为原料，加入纯乳酸菌种培养而成，不仅酸甜可口，营养丰富，饮之还可生津止渴，养阴润燥，增进食欲，帮助消化，干燥综合征患者最宜饮用。

鸭肉：性平，味甘咸，是一种滋阴清补的食品，《随息居饮食谱》中称之能"滋五脏之阴，清虚劳之热"。干燥综合征患者常用鸭肉煨汤，最为有益。鸭蛋亦属养阴食品，《本草备要》："鸭蛋能滋阴。"故食之亦宜。

银耳：性平，味甘淡，不仅营养价值较高，而且还有滋阴、润燥、养胃、生津、润肺的作用。《本草再新》就曾说它"润肺滋阴"。《增订伪药条辨》曰："白木耳治'肺热肺燥'。"《饮片新参》中亦说："银耳新补肺阴，滋液。"肺开窍于鼻，对于肺阴不足、阴虚有热、鼻干口渴的干燥综合征病人最宜常食银耳。

番茄：性微寒，味甘酸，含有丰富的维生素，其中以维生素 C 最多。它既是蔬菜，同时又具有水果的特性，故有人称为"菜中之果"。《陆川本草》云："生津止渴，健胃消食，治口渴，食欲不振。"干燥综合征患者，无论是生吃，还是烧汤喝皆宜。

此外，龟肉、乌骨鸡、海参、乌梅、西瓜、桑葚、甘蔗、梨子、柿子、枇杷、枸杞子、干贝、牡蛎肉、蜂蜜、豆浆、赤豆汤、荸荠、丝瓜、香蕉、罗汉果、葡萄、草莓、黑木耳、莲子等食物都宜于干燥综合征的患者日常食用。

二、干燥综合征的饮食调治

干燥综合征患者宜多饮水，选用低脂高蛋白饮食，多食水果和高纤维蔬菜，口干可常含食话梅等生津的水果，适当进食含丰富维生素 A 的食物。不宜食辛辣煎炒炙烤厚味，忌饮用一切含酒精的饮料，慎用气味浓郁的大蒜、辣椒、胡椒等。此外，还可对证采用以下食疗方。

阴虚内燥证：口干、眼干不适，夜间为甚，口虽渴，但饮而不解其渴；口腔溃疡，齿浮松脆，头晕目眩，视物不清，腰膝酸软。治宜滋补肝肾，养阴润燥。

①百合梨汤：大雪梨 1 个，百合、麦冬各 10g，胖大海 5 枚，冰糖适量。将

梨洗净去皮切成块与百合等加水同煮,待梨八成熟时,放入冰糖稍煮,挑出梨放碗内。早晚服用。

②竹叶石膏粥:鲜竹叶 15g,生石膏 40g,麦冬 20g,粳米 100g,砂糖适量。将生石膏、竹叶、麦冬兑水煎煮,取药汁 250ml,加入淘洗净的粳米煮至熟,稠时可随时再兑入清水,加砂糖调味。作早晚餐食用。

③玄参炖猪肝:玄参 15g,猪肝 500g。猪肝洗净,与玄参同放在锅内,加水适量炖 1 小时,捞出猪肝切片备用。炒锅中以素油起锅,再放入猪肝片,烹酱油、糖、黄酒,兑原汤少许,收汁,勾入芡粉,汤干明透即可。顿食或分顿佐餐食用。

④核桃枣杞鸡蛋羹:核桃肉 300g,红枣(去核)250g,枸杞子 150g,鲜猪肝 200g,鸡蛋 2 个。取核桃肉、红枣、枸杞子、鲜猪肝(切碎)放瓷盒中,隔水炖半小时后备用。每日晨取 2～3 汤匙,打入鸡蛋,加糖,同蒸为羹。

津亏痹阻证:口眼干燥,关节疼痛肿胀,晨僵,或有腮腺肿大,口腔溃疡,舌黯红,苔薄少津,脉沉细或弦细。治宜养阴润燥通络。

①谷精杞菊汤:谷精草 10g,枸杞子 12g,滁菊花 10g,红枣 10 枚,冰糖 15g。水煎服,每日 1 剂。

②菱仁粥:菱角 50g,粳米 100g。将菱角、粳米洗净,加水适量煮成粥。作晚餐食用。

③荸藕茅根饮:荸荠、生藕、鲜茅根各等量。先以水洗净,再以水同煮,去滓。代茶饮。

④鸭肾瘦肉粥:大米 300g,瘦肉 250g,腊鸭肾 3 个,鲜鸭肾 3 个。洗净白米,将水烧开后放入米先煲,鲜鸭肾、腊鸭肾、瘦肉洗净后放入粥内同煲,粥煲好,各物亦煮透,捞起切小片,再放回粥内。作早晚餐食用。

三、中医分型饮食疗法

脾胃阴虚型:

主要表现为胃痛隐隐,口干咽燥,口渴,舌质干裂,咀嚼和吞咽困难,口臭,龋齿,大便干燥,小便短黄,脉多弦细。治以养阴益胃。

①白鸭冬瓜瘦肉汤:白鸭 1 只,冬瓜 2 000g,瘦肉 150g,海参 50g,调料适量,荷叶 1 张。白鸭去毛杂洗净切块;冬瓜去皮洗净切块;瘦肉洗净切片;海参洗净切片;以上诸料与荷叶同放锅中,加清水适量炖至鸭肉烂熟后加食盐、味素调用。

②石斛粥：石斛 15g，大米 100g，白糖适量。石斛洗净，放入锅中，加清水适量，水煎取汁，加大米煮粥，待熟时调入白糖，再煮一二沸即成。

③鹅肉沙竹汤：肥鹅 1 只，北沙参、玉竹各 12g，山药 15g，瘦猪肉 200g，调料适量。将鹅去毛杂洗净切块，猪肉洗净切块，余药布包，加清水适量同煮沸后，食盐调味，待熟后，去药包，调入味素适量服食。

④乌鸡汁粥：乌鸡 1 只，大米适量，大枣 5 枚，乌鸡去毛杂洗净切块，加水适量煮沸后，再煮 1 小时左右，取汁，加大枣、大米适量煮为稀粥服食。

肺阴虚型：

主要表现为干咳无痰，痰少而黏，声音发哑，出汗减少，甚至无汗。若虚火上炎，伤及肺络，还可出现午后潮热，手足心热，治以滋阴清热，润肺止咳。

①百合粥：百合 30g，大米 50g，冰糖适量。百合、大米淘净，同放锅中，加清水适量，煮至粥熟时，调入捣碎的冰糖，再煮一二沸服食。

②无花果杏仁雪梨糊：无花果 5 个，北杏仁 15g，雪梨 1 个，山药粉、白糖适量，北杏仁用开水浸泡后去皮，雪梨去皮洗净、切细，同无花果等共捣烂如泥而后加入山药粉、白糖及清水适量调成糊状，倒入沸水锅内煮熟即成。

③苹果蜂蜜饮：苹果 500g，胡萝卜 300g，枸杞叶 100g，蜂蜜适量。苹果去皮核，洗净；胡萝卜去皮、洗净；枸杞叶洗净，三者同放入果汁机内绞取汁液，再加冷开水适量与蜂蜜调匀饮服，每次 30～50ml，每日 3 次。

④冬贝百合肺：麦冬、川贝各 10g，百合 20g，猪肺 500g，生姜 3 片，调料适量。将猪肺洗净、切块，上药布包，加水同炖至猪肺烂熟后，去药包，加食盐、味素等调味服食。

肝肾阴虚型：

主要表现为头晕，耳鸣健忘，牙龈萎缩，眼目干燥，急躁易怒，失眠多梦，五心烦热，咽干颧红，腰膝酸软，甚或遗精，女子阴道干涩，外阴萎缩，大便干结，舌红苔少，脉细数。治以滋补肝肾，育阴清热。

①芹菜大枣汤：鲜芹菜（下部茎段）30g，大枣 10 枚，将芹菜洗净，切段。大枣去核，加水煮沸后，分 2 次饮服，每日 1 剂。

②杞子鱼胶汤：枸杞子 10g，鱼胶 15g，红糖适量。将枸杞子加清水适量煮沸后，纳入捣碎之鱼胶，烊化，煮沸后，纳入红糖调味服食。

心阴不足型：

主要表现为心悸怔忡，疲乏无力，失眠多梦，五心烦热，潮热盗汗，面色淡白无华，舌红苔薄，脉结代而细。治以补气养阴。

①龙杞鸽蛋汤：鸽蛋 2 个，龙眼肉、枸杞子、五味子、莲子、大枣各 15g，白糖适量。将鸽蛋煮熟去壳，同诸药共放碗中，加清水适量，蒸熟，白糖调味服食，每日 1 剂。

②龙眼洋参饮：龙眼肉 30g，西洋参 6g，白糖少许。将龙眼肉、西洋参、白糖同放入碗中，加清水少许，置锅中，隔水蒸 40～50 分钟即成，每日睡前温服一小杯。

③姜枣龙眼：鲜姜汁 100g，大枣、龙眼、蜂蜜各 250g。将大枣、龙眼肉加水煮至七成熟时，加鲜姜汁、蜂蜜，续烧至沸，候凉装瓶，每次服龙眼 3～5 粒，每日 2 次。

◎ 第五节 膏方治疗干燥综合征 ◎

膏方，又称膏滋、煎膏，膏剂，是以其剂型为名，属于中医里丸、散、膏、丹、酒、露、汤、锭八种剂型之一。膏方是在中医学理论指导下，根据患者的体质类型、疾病性质，按照"君臣佐使"原则选药组方，一般由 20 味左右的中药组方后将中药饮片反复煎煮，去渣取汁，经蒸发浓缩后，加糖或蜂蜜制成的半流体状剂型。膏方药性温和、作用持久，具有救偏却病、补虚固本、增强体质、延年益寿的功效，诚如秦伯未所谓"膏方者，盖煎熬药汁成脂液而所以营养五脏六腑之枯燥虚弱者，故俗亦称膏滋药""膏方非单纯补剂，乃包含救偏却病之义"，临床常用于慢性虚损性疾病的调治、体质纠偏及亚健康状态的调理等。干燥综合征是一种主要累及外分泌腺的慢性炎症性自身免疫疾病，临床除有涎腺和泪腺受损，因功能下降而出现口干、眼干外，尚有其他外分泌腺及腺体外其他脏器受累而出现多系统损害的症状。中医根据其临床表现，将其归属于"燥证""虚劳""燥毒证"范畴，因其往往有关节疼痛症状，也有人将其命名为"燥痹""痹证"。传统中医学认为，禀赋不足、阴液亏虚是干燥综合征发生的根本原因，燥、毒、瘀等互结为患是导致该病反复发作、缠绵难愈的关键。治疗当根据其病因病机标本兼顾。

一、膏方治疗干燥综合征的理论依据

禀赋不足、阴液亏虚是干燥综合征发生的根本原因，古今医家对该病病因病机认识不尽相同，但多认为其与禀赋不足、阴液亏虚密切相关。如《临证指南医案·燥》云："燥为干涩不通之疾。"《杂病源流犀烛》云："燥之为病，皆阳

实阴虚，血液衰耗所致也。"《景岳全书•燥有表里不同》曰："益燥盛则阴虚，阴虚则血少。"《证治准绳•杂病》指出："阴中伏火，日渐煎熬，血液衰耗，使燥热转为诸病，在外则皮肤皴裂，在上则咽鼻生干，在中则水液虚少而烦渴，在下则肠胃枯涸，津不润而便难，在手足则萎弱无力。"通过对干燥综合征患者的临床观察，发现该类患者虽然常有感受风寒湿等邪气病史，但病因绝非仅限于风寒湿邪气，多数干燥综合征患者不同程度上都具有先天禀赋不足，阴液亏虚的特点。

燥、毒、瘀等互结为患是导致该病反复发作、缠绵难愈的关键，本病虚实夹杂，尤以阴虚为本，燥热为标。初期燥、毒、瘀互结不甚，仅表现为一派阴液不足之象，如口眼干燥、口鼻皴揭、皮毛焦枯等；久则邪毒蕴伏于五脏六腑，耗伤阴津，而致脉道不充，血行涩滞，瘀血内生，发为瘀斑、瘀点、红疹、瘰疬、结节、痰核、瘿瘤等；痹阻关节导致关节肿胀疼痛、活动受限；阴虚燥热，久则燥瘀搏结，继而燥胜成毒，燥、瘀、毒互结为患，阻于经络关节，则关节肿痛，甚或变形、僵硬。燥、毒、瘀互结则又阻碍津液敷布，进一步加重病情，因此，阴液亏虚与燥、毒、瘀相互交错、相互影响，虚虚实实，互为因果，致使本病不断发展，反复发作，缠绵难愈。

二、膏方治疗干燥综合征的原则与遣方用药

膏方药味虽多，但并非杂乱无章，饾饤堆砌，而是将疾病的病因病机，证候类型，患者体质以及主要兼症相结合，全面考虑，立法处方，只有兼顾各个方面病理变化，调畅气血，调和阴阳，才能达到阴平阳秘，气血充盈旺盛。通常一料膏方用药 20 多味，可选择 1～2 首经方或验方为君，1～3 方为臣，1～2 方为佐，1 方或数味药为使。这样，一料膏方看似庞杂，无规律可寻，实际上法度井然，层次分明，从而使药味众多的膏方成为有制之师。

（一）补脾和胃，行气解郁

干燥综合征从本质上来说，是体内津液的生成、输布、排泄发生了紊乱。《素问•经脉别论》论水液代谢时曰："饮入于胃，游溢精气，上输于脾，脾气散精，上归于肺，通调水道，下输膀胱，水精四布，五经并行。"在此生理过程中，脾起着至关重要的作用，一方面，津液的生成依赖于脾胃对饮食物的运化功能；另一方面，津液的输布依赖于脾的"散精"功能，即脾胃通过经脉，将津液以灌四旁和全身，同时将津液上输于肺。脾胃为仓廪之官，主受纳、运化水谷精微，乃后天之本，气血生化之源，人体的生长发育，生命的维持全靠脾胃的

功能供给；药物的吸收，亦赖脾胃的健运。一料膏方往往要连服2～3个月，因此开处方时一定要考虑周全，兼顾脾胃功能，只有脾胃能运化吸收，方能气血充盈，五脏有养，九窍得润，达到补益调理之功，使膏方功效彰显。膏方多用于调补，其滋补之流弊在于壅塞气机，尤其在脾虚及气机不畅者，服用膏方后则更易壅滞脾胃，阻碍运化吸收，甚至加重病情。

干燥综合征多见于中老年女性，盖女子以肝为先天，肝主疏泄，具有疏泄气机，调畅情志，保持全身气机疏通畅达，通而不滞，散而不郁的作用，故女子为病则易于怫郁。再者，本病缺乏诊断特异性，就诊时病程较长，患者临床多不同程度表现有肝气郁结症状，如性情急躁或淡漠寡言、月经不调、闭经、脉弦细涩等。同时肝还能通过主疏泄功能而助五脏气化。故治疗上多遣用柴胡、郁金、香附、陈皮、厚朴、合欢皮、玫瑰花等，以行气解郁、养肝柔肝。另外，补益之品中佐少许行气之药，可增强脾胃运化功能，防止腻滞不化之弊，使膏方补而不滞，收到更好的治疗效果。

（二）滋阴补阳，益气补血

干燥综合征总的病机在于阴虚燥热，轻则肺胃阴伤，重则肝肾阴虚，《黄帝内经》云："燥胜则干，津之为液，润肤充身泽毛，若雾露之溉，故津充则润，津亏则燥。"治疗重点当滋阴救液、清燥生津，故滋阴药当属改善病理状态的首选药物，如生地、玉竹、南/北沙参、天花粉、天门冬、麦门冬、葛根等，通过滋阴增加体内物质之基础，以纠正体内阴阳失衡状态，提高机体的抗病能力，改善口鼻眼腺体的分泌。津与血同源而互生互化，阴虚尤其是心阴虚和肝阴虚，常伴有血虚，血虚者亦可发展而致阴虚，故治疗干燥综合征的膏方中往往配伍少许补血药，如熟地、当归、阿胶、白芍以期补血而生津。由于生理上阴阳互根互用，病理上又相互影响，所以，对阴虚患者若纯予补阴之药，则无阳以化，已亏之阴亦难受益，诚如张介宾所言"善补阴者，必于阳中求阴，则阴得阳升而源泉不竭"，另外，补阴药偏于静谧，久服恐有碍胃伤中之弊，宜在大量的补阴药中，加一二味补阳药鼓舞阳气，所谓"扶阳以配阴"，以散阴凝，常用补阳药有鹿角胶、菟丝子、锁阳、杜仲、狗脊之类。燥邪致病，易伤阴耗气，盖津液之生，源于脏腑气化，气旺则津充，气虚则津亏，又"气为血之帅，血为气之母"，精血津液的运行输布全赖气的运行无碍，故补气药又在所必用，如人参、党参、黄芪、白术等。《成方便读》分析天王补心丹用人参之理致曰"必得人参之大力驾驭其间，方有阳生阴长之妙"即是此意。

（三）清热解毒，活血化瘀

干燥综合征主要病理基础是阴阳失衡，即人体阴精亏虚，阴精阳气之间相对平衡状态被打破，而形成阴虚阳亢的状态，而膏方又多以温热之性的补益药为主，《景岳全书》云："阴虚有火者，大忌辛温，盖恐阳旺则阴愈消，热增则水益涸耳。"且阴虚阳亢者，病情易从热化，因此处方时适当配合清热药同用，如知母、玄参、黄柏、生地、丹皮、白薇、地骨皮等防止补药过于温燥，不宜用黄连、胆草等大苦大寒之品，以免败胃。本病热象实因阴虚，故滋阴仍为第一要义，使阴长自可配阳，因此方中清热药之比例当慎重以权衡，不可喧宾夺主，否则反有掣肘之虞。古代医家对"瘀血致燥"早有所认识。唐容川《血证论》曰："有瘀血，则气为血阻，不得上升，水津因而不得随气上升……瘀血在里则口渴……内有瘀血，故气不得通，不能载水津上升，是以发渴，名曰血渴。"明确指出瘀血致燥的病机是瘀血内停、气机受阻、水津不能输布。《医学入门》亦阐述了瘀血致燥的病机，其曰："盖燥则血涩而气液为之凝滞，润则血旺而气液为之流通。"活血化瘀法应该贯穿整个干燥综合征治疗过程。但活血化瘀法不是简单的活血化瘀药物的机械堆砌，而应当审证求因，秉持"治病必求于本"的用药理念。因热毒迫血妄行，血液离经而为瘀者，加生地、丹皮、赤芍清泻血分热毒；因真阴暗耗，血液不充，行而缓迟，或热毒之邪煎灼津液，津亏不能化血而成瘀者，加生地、麦冬、玄参，意取增液汤以增液行舟；因痹证日久而为瘀血者，加桃仁、红花、鸡血藤活血化瘀、通络止痛；瘀热蕴结日久者，非一般活血药所能胜任，加鳖甲、全蝎、蜈蚣等有情之品，缓消癥块，即所谓"虫以动血"之义；因郁而为瘀者，加香附子、佛手、郁金、元胡疏肝解郁、行气活血。

三、医案分析

王某，女，59岁。初诊日期：2018年1月14日。患者于2017年8月因口干、眼干在当地医院就诊，经检查确诊为干燥综合征；其后一直口服纷乐片（硫酸羟氯喹片）治疗，诸症控制尚可；6周前自行停服，2周后口干、眼干症状加重，重新服用纷乐片4周后诸症无明显改善。为求进一步治疗，遂求治。刻下症见：口干，眼干；头晕，胸闷；胃脘嘈杂，食少，嗳气，泛酸，胁肋部胀痛；夜寐梦多，夜尿多，大便秘结；舌红、苔薄干，脉细数。患者既往体健，否认有其他慢性病病史；48岁绝经。证属肝胃阴虚，治以滋养肝胃之阴、清燥解毒。

处方：枫斗100g，南沙参300g，北沙参300g，天冬150g，麦冬150g，太子参 200g，白芍药 120g，蒲公英 300g，陈香橼 120g，八月札 120g，象贝母 150g，煅瓦楞 300g，生白术 100g，旱莲草 300g，明天麻 120g，薏苡仁 120g，枳壳 150g，丹参 150g，珍珠母 300g，煅龙骨 300g，煅牡蛎 300g，酸枣仁 150g，柴胡 90g，莲子心 120g，莲须 120g，淡竹叶 150g，参三七 60g，莪术 90g，菝葜 150g，佛手片 120g，绿萼梅 100g，桑寄生 300g，牛膝 150g，潼蒺藜 120g，白蒺藜 120g，西洋参 100g，阿胶（烊化兑入）300g。上药煎 3 次，去枯渣，取浓汁收膏；再加冰糖 500g 熬至滴水成珠为度。每日早晚各服 2 调羹，开水冲服。

复诊（2018 年 3 月 19 日）：患者进食膏方 2 月余，口干、眼干、胁肋部胀痛好转，纳食增加，嗳气、泛酸基本消失，睡眠明显改善，大小便正常；舌淡红、苔薄白，脉细。膏方治疗有效。因天气变暖，遂将上方在药店加工成丸药后继续服用，以求进一步巩固疗效。

按语：《证治准绳》载："阴中伏火，日渐煎熬，血液衰耗，使燥热转为诸病，在外则皮肤皴裂，在上则咽鼻生干，在中则水液虚少而烦渴，在下则肠胃枯涸，津不润而便难，在手足则萎弱无力。"并且描述了眼干症状，即"此症视珠外神水干涩而不莹润……乃火郁蒸膏泽，故精液不清，而珠不莹润，汁将内竭"。干燥综合征属于中医学"燥痹"范畴，其病机关键在于"阴虚、燥毒"相互为患，致病症胶着反复，治疗当以滋阴、清燥、解毒为基本原则。本例患者辨为肝胃阴虚证，病位在肝胃，病性属本虚标实，治疗当滋肝养胃、清燥解毒。处方中的枫斗味甘、性微寒，归胃经，具益胃生津、滋阴清热之功；白芍药味苦酸、性微寒，归肝脾经，具养血、滋养肝阴之功；二者共为君药，以滋阴、清燥生津。南沙参、北沙参、天冬、麦冬、太子参、西洋参、旱莲草、桑寄生、牛膝、潼蒺藜、象贝母、生白术、薏苡仁、莲子芯、莲须、淡竹叶俱具甘寒之性，入肝胃经，有养阴、清热、生津之功，能辅助君药加强滋养肝胃、清燥生津作用，故为臣药。枳壳、八月札、陈香橼、绿萼梅、佛手片、煅瓦楞、丹参、参三七、莪术、珍珠母、酸枣仁、柴胡、白蒺藜、明天麻、煅龙骨、煅牡蛎、菝葜、蒲公英归肝胃经，合奏滋养脾胃之阴、疏肝平肝、活血解毒之效，并协助君药和臣药加强养阴、清燥、活血解毒之功，故俱为佐药。阿胶、冰糖用以收炼成膏，故为使药。全方合具滋养肝胃、清燥活血解毒之功，恰合干燥综合征肝胃阴虚之病机，故取效良好。

四、小结

综上所述，膏方治疗干燥综合征具有较好的临床疗效，根据干燥综合征的病因病机，合理遣方用药，灵活运用滋阴补阳，益气补血；补脾和胃，行气解郁；清热解毒，活血化瘀等治疗方法，能够达到治疗干燥综合征的目的。

◎ 第六节　干燥综合征的护理 ◎

一、眼睛护理

70% 的患者可出现干燥性角膜炎，可使用 0.1% 的右旋糖酐或 1% 的羟甲基纤维素的人造泪液滴眼，以缓解眼干症状，保护眼结膜和角膜不受损伤。外出戴墨镜，在夜间睡前使用润滑药膏涂抹眼角。

二、猖獗齿的护理

50% 以上的患者可出现，首先表现为牙齿逐渐变黑，继而小片脱落，牙龋洞迅速扩大致无法修补，最终牙脱落，只剩残根。这种龋齿的出现与唾液减少有关，要做好牙齿护理，定期牙科检查，使用氟化物，不建议将含糖的食物滞留在口腔中太长时间，经常咀嚼口香糖可刺激唾液分泌，建议使用无糖口香糖，唾液腺的残存功能可以经无糖口香糖刺激增强。

三、口腔护理

口干病人最好的方法是多喝水，1 天的补水量应该达到 2 000～2 400ml，口干病人还可用人工唾液，应禁烟酒，避免使用抑制唾液腺分泌的抗胆碱能作用的药物，如阿托品、山莨菪碱等。注意口腔卫生，平时要勤漱口，漱口的方法要正确，定期更换牙刷，尤其是不能全家人共用一把牙刷，以减少龋齿和口腔继发感染。发生口腔溃疡时，首先用生理盐水棉球擦洗局部，再用 5% 灭滴灵擦涂，避免使用龙胆紫。以免加重口腔干燥综合症状，对口腔继发感染者，可采用制霉菌素等治疗，常见的如念珠菌感染；对唾液引流不畅发生化脓性腮腺炎者，应及早使用抗生素，避免脓肿形成。

四、皮肤护理

干燥综合征患者皮肤干燥，严重者常伴瘙痒，并因搔抓导致外伤。由于反复搔抓刺激，局部组织肥厚，色素沉着而出现苔藓化。患者应经常修剪指甲，不留长指甲。对汗腺受累引起皮肤干燥者，禁用碱性肥皂，选用中性肥皂。患者在洗澡后不要把身体完全擦干，轻轻吸干身上水分，保持皮肤一定的湿度，然后再涂上一层保湿剂或者护体霜。要勤换内衣裤、床单、被褥，保持皮肤的清洁、干净。皮肤损伤者应该根据皮损情况予以清创换药，如遇感染可以适当使用抗生素。

皮肤干燥综合征最常发生的季节是冬季。在此季节预防该病就显得非常重要。可以通过改善日常习惯来预防干燥综合征，通过平常生活中的点滴来避免该病带来太大的伤害。防止皮肤表面干燥。如果血液循环不好，皮肤分泌的水分就会减少，这样很容易导致皮肤干燥。可以用面霜或保养品来保护皮肤，减少皮肤表面水分的蒸发，以维持住正常的水分。在冬季，回家后一定要洗手洗脸，再涂上面霜来补充水分。避免紫外线的照射。紫外线会杀死弹力纤维和胶原蛋白，而肌肤中的这两种物质支撑着肌肤的饱满。通过日常习惯预防干燥综合征的话，一定要注意防晒。保证足够的睡眠，如果睡眠不足的话，就无法调整皮肤中的细胞。一定不要熬夜，如果熬夜的话，脸的表面会发木，这时最好去洗个澡，然后按摩下脸部，并且马上睡觉。防止过分刺激，最好不要抽烟、喝咖啡或者吃过辣、过咸的食物，因为这些东西都会增加肾上腺和肝脏的负担。保持平静的情绪。生气、烦躁这些情绪虽然在日常生活中不可避免的，但这样不仅会影响自己的生活工作，还有可能导致干燥综合征的发生。在平常注意一些小事，就能通过日常习惯预防干燥综合征，减小患者受该病伤害的概率，还能预防其他疾病。

五、呼吸道护理

病室内空气要清新，将室内湿度控制在 50%～60%，温度保持在 18～20℃。室温过高，湿度下降，可使患者呼吸道黏膜干燥。空气干燥时，地面可洒水，并用消毒液拖地，减少细菌、病毒的繁殖，降低呼吸道感染的机会。对痰黏稠难以咳出的病人，可以做雾化吸入，必要时可加用抗生素和糜蛋白酶，以控制感染和促进排痰。

六、疼痛护理

70%～80% 的患者有关节、肌肉疼痛，仅 10% 发生关节炎，关节破坏少见。急性期应多卧床休息，注意保暖，缓解疼痛，避免引起疼痛的各种诱因如寒冷、潮湿、感染、吹风，注意肢体保暖，可减少疾病的反复发作。可以听一些轻音乐，分散患者对疼痛的注意力，使其放松，以缓解焦虑和疼痛。还可以用热水浸泡关节疼痛部位，以松弛肌肉、改善循环、减轻疼痛。

七、饮食护理

食物中的某些成分可以影响机体的免疫过程和炎症反应，饮食宜高蛋白、高热量、高维生素。多食葡萄糖、蔬菜、水果。忌暴饮暴食，忌食辛辣、熏烤、煎炸食品。吃补药时不宜吃鹿茸、肉桂等干燥性大的食物。食疗上可服用枸杞粥、人参粥等，可按医嘱服用西洋参，有利于干燥综合征的预后。平日用麦冬、沙参和甘草等中药泡水代茶饮，以保持口腔湿润。

皮肤干燥综合征除了及时发现病情做好预防之外。在发病后也需要及时治疗。并且给予最好的护理，特别是饮食方面的护理，这样就能减少患者所受到的伤害，使患者在最短时间内康复出院。多喝水，患有干燥综合征的患者一定要多喝水，避免身体失水，这对患者的病情起着很重要的作用，但要注意有心衰的患者要适量饮水。如果是重度肺纤维化患者，其吃饭少、出汗多，经常会出现常失水，导致痰液黏稠不易咯出，所以这类患者一定要及时地补充水分，避免失水。少吃刺激性、辛辣、煎炸、油腻食物。干燥综合征患者的饮食要清淡，如果是肥胖患者，还要少吃脂肪类食物。该病患者可以多吃瘦肉，这样就能控制体重，并且还能祛痰湿。要做好干燥综合征患者的饮食护理，尽量避免患者食用辛辣、煎炸、油腻等食物，这些食物容易生痰，还会导致热助邪胜，加重病情。干燥综合征的患者还要多吃富含维生素、蛋白质的食物，这些食物有蛋类、荞麦面、玉米面、蔬菜和水果等，但患者要少喝碳酸饮料，禁烟酒和过咸的食物。如果患者吃过咸的食物或者抽烟喝酒的话，会加重患者的气喘以及咳嗽，还会引发支气管的反应。该病的护理非常重要，特别是干燥综合征患者的饮食护理，患者家人要让患者养成良好的饮食习惯，帮助病情的恢复。

八、预防感染

长期服用激素和免疫抑制剂的患者免疫功能会下降，易合并感染，而使病情复发或加重，应注意尽量避免到公共场所；要勤洗外阴，可用稀释的呋喃西林或碱性液体冲洗，勤换内裤，内裤经常在阳光下照射消毒。病毒性干燥综合征是感染病毒引起的。要防止病毒，尤其是呼吸道和肠道感染。对易感冒者平时应注意加强营养，避免过度劳累，不吃不洁净的食物。病室应经常开窗通风，保持空气流通，每天定期用空气消毒机消毒一次，每次30min。

九、心理护理

本病是一种全身性的慢性疾病，由于患者缺乏对疾病的了解，许多患者病后消极悲观，治疗不规律、不合理，病情恶化，甚至危及生命。因此，对患者的教育应放在首位，让他们了解所患疾病的长期性、复发性、难治性，同时做好病人的心理护理，满足其在住院期间的生理需求，经常关心他们，与其沟通，帮助患者树立起长期与疾病作斗争的勇气和信心，使其积极主动配合医护人员共同治疗疾病。同时患者家人要为患者耐心地讲解该病的一些常识，让患者对病症有所了解，这样可以使患者更好地控制自己的情绪，让自己处在一个心理平衡的阶段。同时还要让患者保持积极乐观的心态，让患者树立起对抗病魔且战胜病魔的信心。通过列举实际病例和治疗的实际效果，让患者从心里彻底摆脱对该病的恐惧，并能把自身的感受及时同医护人员进行沟通，以取得最为及时和准确的治疗。与此同时，还要对患者家人进行详尽的说明，以确保得到患者家人的积极而有效的配合，尤其是在帮助患者养成良好的生活和饮食习惯等方面。进而把这些逐渐变成患者日常生活中的自觉行动，这对患者提高自身免疫力都会起到事半功倍的效果。

十、健康教育

出院后要注意休息和适当活动，急性发作期，一般应卧床休息2～4周，急性期后仍应休息2～3个月，严重干燥综合征伴心界扩大者，应休息6～12个月，直到症状消失，心界恢复正常。在恢复期时，根据自己的体力适当的参加锻炼，如散步、保健操、气功等，可早日康复及避免后遗症。患者愈后可尽量正常生活工作，但不宜长时间看书、工作甚至熬夜。要有良好的生活习惯，按时作息，定时定量进食。应避免情绪突然激动或体力活动过度而引起身体疲劳，使机体免疫能力降低。对患者进行健康教育十分重要，倡导健康的生活和学习自我护理是提高病人生活质量的重要因素之一。

参 考 文 献

[1] 华红. 干燥综合征西医、中医治疗研究进展 [J]. 中国实用口腔科杂志，2012，5（3）：142-145.

[2] 刘溦溦，汪悦. 中医治疗干燥综合征的研究进展. 长春中医药大学学报 [N]，2015，31（6）：1325-1328.

[3] 丁洋,张声生,韩建民,等. 口腔干燥综合征中医古代文献述要 [J]. 吉林中医药,2018(5):612-616.

[4] 蔡东滨,陈鹏,张转霞,等. 论燥证 [J]. 河南中医,2018,38(2):195-198.

[5] 曾庆祥. 路志正治疗干燥综合征经验 [J]. 中医杂志,2004,45(6):413-415.

[6] 李征. 三焦辨证论治疗干燥综合征研究 [N]. 长春中医药大学学报,2016,32(1):71-74.

[7] 赵宇捷,席宁,杨惠民. 商宪敏教授治疗干燥综合征的临床经验 [J]. 现代中医临床,2016,23(1):11-14.

[8] 吴鋆,李葆青,汪用文,等. 补脾益肾清热法治疗原发性干燥综合征的临床疗效观察 [J]. 世界中医药,2016,11(2):244-246.

[9] 黄旦,刘健. 刘健从脾胃论治干燥综合征经验 [J]. 中国临床保健杂志,2016,19(3):311-314.

[10] 吕光耀,周铭心. 干燥综合征中医治疗方药的分析及病因探讨 [J]. 新疆中医药,2004,2(2):1-2.

[11] 沈晓笑. 金实教授原发性干燥综合征证治经验探讨 [D]. 南京中医药大学,2013.

[12] 娄俊东,张立亭. 张鸣鹤教授治疗干燥综合征经验 [J]. 风湿病与关节炎,2014,(2):34-36.

[13] 李飞燕,吴绍萍. 中医外治法治疗干燥综合征研究进展 [J]. 风湿病与关节炎,2018,(2):72-73.

[14] 杨佳,刘健,张金山,等. 干燥综合征患者生活质量的变化及影响因素 [J]. 中医药临床杂志,2011,23(6):534-536.

[15] 王立早. 子午流注学说与生物钟 [J]. 福建中医药,1989,20(4):41-42.

[16] 高想. 中医时间学说概略 [N]. 浙江中医学院学报,1992,16(1):4.

[17] 殷克敬,王瑞辉. 中国时间医学的代表"子午流注针法"探源 [N]. 陕西中医学院学报,2003,26(1):1-3.

[18] 仲伟臣,仲鹏,袁大仲. 子午流注机制探讨 [J]. 山东中医杂志,1998,17(1):9-10.

[19] 赵岩,贾宁,魏丽,等. 原发性干燥综合征 2002 年国际分类(诊断)标准的临床验证 [J]. 中华风湿病学杂志,2003,7(9):537-540.

[20] 董怡. 干燥综合征诊治指南(草案)的某些问题 [J]. 中华风湿病学杂志,2004,8(7):438.

[21] 中华医学会风湿病学分会. 干燥综合征诊断及治疗指南 [J]. 中华风湿病学杂志,2010,14(11):766-768.

[22] 李飞燕,吴绍萍,中医外治法治疗干燥综合征研究进展 [J]. 风湿病与关节炎,2018,7(2):72-73,80.

[23] 崔小灿,刘伟,刘小军,等. 电针治疗干燥综合征口干症状疗效观察 [J]. 上海针灸杂志,2014,33(6):542-543.

[24] 寇吉友,冯海霞,卫彦. 针刺结合温润附葛汤治疗阳虚型干燥综合征 [J]. 吉林中医药,2016,36(9):948-950.

[25] 陈劲舟,姜泉,刘志顺,等. 基于古代文献的原发性干燥综合征口干症状的针灸取穴规律研究 [J]. 针灸临床杂志,2016,32(12):74-77.

[26] 于春洋，王少华，于文广. 原发性干燥综合征患者干眼病临床疗效分析 [J]. 风湿病与关节炎，2015（6）：16-19.

[27] 母小真. 陈湘君治疗干燥综合征的经验 [J]. 辽宁中医杂志，2002，29（1）：11.

[28] 谷春华，吴以岭. 络病理论与代谢综合征的关系及其防治思路和方法 [J]. 中国中医药信息杂志，2007，14（9）：89.

[29] 项承荣. 中药熏眼治疗干燥综合征干眼症随机平行对照研究 [J]. 实用中医内科杂志，2013，27（9）：23-24.

[30] 郭迪文，缪晚虹. 中药熏蒸治疗蒸发过强型干眼的临床研究 [J]. 中国中医眼科杂志，2016，26（1）：13-17.

[31] 朱跃兰，侯秀娟，韦尼. 干燥综合征从燥毒瘀辨证论治 [N]. 北京中医药大学学报，2009，2（6）：416-418.

[32] 朱俊岭，朱俊凤. 穴位埋线治疗干燥综合征30例 [J]. 上海针灸杂志，2014（8）：759.

[33] 何洋. 自体血穴位注射治疗干燥综合征案 [J]. 中国针灸，2005，25（6）：403.

[34] 杨桂月，孟华煜，李征. 针灸配合涎腺导管注射地塞米松治疗干燥综合征临床观察 [J]. 医学信息（上旬刊），2009，22（9）：1906.

[35] 马武开，唐芳，王莹，等. 干燥综合征中医证候分类临床文献研究 [J]. 中华中医药杂志，2013，（2）：482-485.

[36] 唐福林. 原发性干燥综合征的发病机制 [J]. 中华风湿病学杂志，2000，4（1）：50-53.

[37] 张华东，边永君，路洁，等. 路志正教授从气阴两虚论干燥综合征发病机制 [J]. 中华中医药学刊，2008，26（9）：1903-1905.

[38] 刘志勤. 中医三步治疗干燥综合征述要 [J]. 中华中医药学刊，2005，23（3）：545.

[39] 顾军花，茅建春，陈晓云，等. 陈湘君治疗风湿病经验撷菁——扶正法治疗干燥综合征 [J]. 时珍国医国药，2007，18（7）：1794-1795.

[40] 谢幼红. 从脾论治干燥综合征的探讨 [J]. 陕西中医，2010，31（6）：710-712.

[41] 王燕青，刘学法. 从瘀论治干燥综合征探微 [J]. 中华中医药学刊，1998（4）：16-17.

[42] 顾勤，刘菊妍. 周仲瑛教授治疗干燥综合征经验介绍 [J]. 新中医，2002，34（9）：7-8.

[43] 吴坚，朱良春. 朱良春治疗干燥综合征经验 [J]. 实用中医药杂志，2006，22（8）：501.

[44] 顾军花. 从肝论治干燥综合征 [J]. 中医杂志，2011，52（4）：292-294.

第六章

干燥综合征的临床诊治指导

◎ 第一节　干燥综合征的诊断思路 ◎

一、门诊常见疑似症状

口干燥症：口干、舌干、进食需用水送下、"牛肉舌""猖獗齿"等（图 6-1-1，图 6-1-2）；

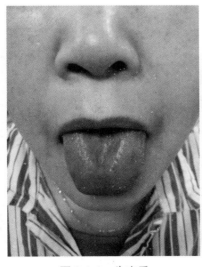

图 6-1-1　牛肉舌

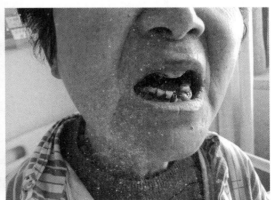

图 6-1-2　猖獗齿

眼干燥症：眼干涩、痒痛、畏光、烧灼感、异物感、磨砂感等；

唾液腺肿大：如腮腺、颌下腺、舌下腺肿大，以腮腺肿大最为常见，可持续数天后好转，部分可反复发作、间断性加重；

外周关节受累：外周关节肿痛，尤其关节炎多年，但无关节畸形及功能障碍；

皮疹：紫癜样皮疹及结节性红斑；

肺脏受累：反复咳嗽、胸闷、气短，肺部影像学提示肺间质病变；

肾脏受累：夜尿增多、碱性尿、蛋白尿；

血液系统受累：不明原因的三系减少；

周围神经系统受累：手指或足趾感觉异常或／和运动灵活性下降、肢体远端疼痛伴感觉迟钝、肢体远端肌无力等。

二、门诊应该检查什么

免疫指标：ANA、ENA、RF、免疫球蛋白及补体等；

眼科检查：干眼症相关检查（滤纸试验、泪膜破裂时间、角膜荧光染色）；

血常规、尿常规、肝肾功能、电解质，必要时肺部 CT、神经传导速度检查等评估靶器官受累情况。

三、如何解读门诊化验单

自身抗体的解读：抗 SSA 及抗 SSB 为本病特异性抗体，为诊断该病的重要指标之一。ANA（1：320 以上阳性）及 RF 是本病的替代指标，但两者的特异性较差，可见于多种结缔组织病，且与疾病活动性无关。免疫球蛋白（尤其 IgG）增高，与疾病活动性相关，是检测疾病活动的重要指标之一。当出现巨球蛋白血症、单克隆性高球蛋白血症、高球蛋白血症转化为正常或偏低时，需警惕淋巴瘤可能。补体在本病活动期可以降低，也可作为协助判断本病活动性的指标之一。

血尿及其他常规检查：血常规可表现为三系减少，16% 的患者可出现白细胞减少，13% 的患者可出现血小板减少，20% 的患者可出现贫血，多为正色素性贫血。约 50% 的患者可表现为亚临床型肾小管性酸中毒，尿 $pH > 6.0$，低比重尿，且多伴有血钾减低，少数患者可累及肾小球及肾小管，表现为蛋白尿，尿 β2 微球蛋白增多。

四、疑似病例收入院后应做什么检查

确诊本病的检查：泪腺功能检查（滤纸试验、泪膜破裂时间、角膜荧光素染色）、涎腺功能检测（唾液流率、腮腺造影、涎腺放射性核素扫描）、唇腺活检、自身抗体（ANA、ENA、RF 等）。

评估该病活动性及靶器官受累情况的检查：血尿常规、肝肾功能、电解质、ESR、CRP、免疫球蛋白、补体、肺部 CT 或 X 线、腹部、心脏及肾脏彩超、神经传导速度检查等。

五、最后怎样可确诊为干燥综合征

国际上有多个干燥综合征的诊断标准，目前临床上应用较多的是 2016 年由美国风湿病学会（ACR）及欧洲抗风湿病联盟（EULAR）共同指定的干燥综合征分类标准（表 6-1-1），该标准采用评分法，得分≥4 分可诊断原发性干燥综合征，并需排除肿瘤、感染及 IgG4 相关性疾病等可能。

表 6-1-1　2016 年干燥综合征 ACR/EULAR 分类标准

项目	得分
唇腺、唾液腺灶性淋巴细胞性涎腺炎，灶性指数≥1 个 /4mm²	3
抗 -Ro/SSA 抗体阳性	3
至少一只眼睛 OSS≥5（或 VB 得分≥4）	1
至少一只眼睛 Schirmer 试验≤5mm/5min*	1
非刺激性全唾液流率（UWS）≤0.1ml/min	1

* 常规服用抗胆碱能药物的患者评估唾液腺能力不全和眼干的客观体征前需停药时间足够长

上述项目 pSS 诊断前入选标准：

1. 眼干或口干的症状（≥1 项）：

①白天持续的、令人烦恼的眼干症状≥3 个月

②眼睛反复出现砂砾感

③人工泪液使用次数 >3 次 / 天

④口干≥3 个月

⑤吞咽干性食物需要频繁饮水辅助

2. EULAR 干燥综合征疾病活动度（ESSDAI）指数问卷调查疑似 SS 的患者至少有一项为阳性。

pSS 诊断前排除标准：①头颈部放射治疗史；②活动性 HCV 肝炎（PCR 检查）；③艾滋病；④结节病；⑤淀粉样变；⑥移植物抗宿主病；⑦IgG4 相关性疾病。

◎　第二节　干燥综合征的西医治疗　◎

一、控制病情药物应该怎么服

目前，干燥综合征没有固定的治疗方法，常用的是对症治疗和替代治疗，以减轻患者的症状，延缓疾病的进展，提高生活质量。治疗干燥综合征的药物，可分为局部、全身和生物治疗。

（一）局部治疗

一般措施：避免饮酒、吸烟在治疗中发挥重要作用，此外，彻底的口腔卫生也很重要。

人工泪液和人工唾液：眼睛干燥和口干，是原发性干燥综合征的典型表现，通常采用人工泪液和唾液替代治疗。有多种人工唾液制剂，包括羟甲基纤维素、黏蛋白、聚丙烯酸等。人工泪液有多种配方，患者应根据自身情况使用，最大限度地缓解症状。环孢菌素 A 和类固醇滴眼液作为症状严重或难治性干燥症状的二线治疗。此外，毛果芸香碱和西维美林具有刺激唾液和泪腺分泌的功能，可用于治疗 SS 中的干燥症状。毛果芸香碱滴眼液，每次 5mg，每天 2～3 次，连续 12 周，可以改善干眼症状。常见的副作用是多汗、两颧潮红、恶心、腹泻和寒战等，对外分泌腺严重损伤的患者，此类药物治疗无效。西维美林较毛果芸香碱更特异地作用于外分泌腺体中的 M3 受体。西维美林20～30mg，每日 3 次口服，治疗干燥综合征的口、眼干燥症效果良好，不良反应与毛果芸香碱相似。此外，环戊硫酮片（正瑞）、溴己新片（必嗽平）和盐酸氨溴索片（沐舒坦）等也可以增加外分泌腺的分泌功能。

龋齿预防：对于原发性干燥综合征建议使用局部含氟药物治疗口干症。在有口干和多发根龋的患者中可以考虑使用含洗必泰的牙齿亮白膏、胶或洗液。无氟的再矿化制剂可考虑作为补充治疗干燥综合征患者的口干和多发根龋。

肾小管酸中毒合并低钾血症：钾盐的代替疗法用于肾小管酸中毒合并有低钾血症者，有低血钾性瘫痪者宜静脉补充氯化钾，缓解期可口服枸橼酸钾或缓释钾片，大部分患者需终身服用。

肌肉、关节痛：可用非甾体抗炎镇痛药，如布洛芬、吲哚美辛等治疗，由于侵蚀性关节病变罕见，所以没有必要常规使用改善疾病的抗风湿药物，但可使用硫酸羟氯喹片 6～7mg/（kg·d），每天最大剂量 <400mg 作为改善眼干症状的治疗药物，当使用硫酸羟氯喹片治疗肌肉骨骼疼痛无效的情况下，应考虑单独使用甲氨蝶呤，如果无效，可联合使用硫酸羟氯喹片和甲氨蝶呤。在少见的情况下，可能需要短程使用小剂量糖皮质激素（例如泼尼松 5～10mg/d）以缓解关节剧痛等症状。

（二）全身免疫抑制和免疫调节治疗

系统损害者应根据受损器官及严重程度进行相应治疗。对于有重要脏器受累的患者，应使用糖皮质激素治疗，对于病情进展迅速者可合用免疫抑制剂如环磷酰胺、硫唑嘌呤等；出现恶性淋巴瘤者宜积极地联合化疗。

糖皮质激素：存在严重的内脏损伤时，可以使用糖皮质激素（每天剂量应小于或等于15mg）或免疫抑制剂治疗。对于出现高蛋白血症的患者，可以考虑血浆置换。

硫酸羟氯喹片：[200～400mg/d，6～7mg/(kg•d)]通常用于治疗关节疼痛和/或疲劳。

其他免疫抑制剂和免疫调节剂：对合并有重要脏器损害者，宜在应用糖皮质激素的同时加用免疫抑制剂，常用的免疫抑制剂包括甲氨蝶呤每周0.2～0.3mg/kg，硫唑嘌呤1～2mg/(kg•d)，环孢素2.5～5mg/(kg•d)，环磷酰胺1～2mg/(kg•d)或0.5～1g/m²，每4周一次，其中环磷酰胺最常用。对于出现神经系统受累或血小板减少的患者可静脉用大剂量免疫球蛋白(IVIG)0.4g/(kg•d)，连用3～5d，需要时可以重复使用。如果出现由干燥综合征导致的中枢神经系统病变，应该静脉使用大剂量糖皮质激素冲击治疗，同时应用环磷酰胺。对于合并原发性胆汁性肝硬化的患者应使用熊去氧胆酸治疗。

利妥昔单抗：是嵌合抗CD20单克隆抗体，对于存在系统受累的干燥综合征患者，利妥昔单抗可以改善症状。

依帕珠单抗治疗是一种人源化的抗CD22单克隆抗体，起到对改善疲劳VAS（视觉模拟评分法）、Schirmer试验和刺激整个唾液流动的功效。

T细胞靶向治疗干燥综合征的研究也正在进行。阿巴西普是一种通过重组脱氧核糖核酸技术产生的合成蛋白质，有研究表明阿巴西普具有增加唾液分泌、减少腺体炎症和系统性疾病的治疗潜力。

二、闻激素色变？激素在干燥综合征治疗过程中的应用

（一）人人谈"激素"色变，那么激素到底是什么？

激素在治疗疾病的过程中可能会引起肥胖、骨质疏松、消化道出血、毛发增多、血压增高、血糖增高等副作用，很多患者因害怕这些副作用而拒绝使用激素，许多患者谈激素色变，那么激素到底是什么呢？

激素，hormone，过去也曾经用音译"荷尔蒙"，是指人体的内分泌器官分泌的化学物质，这个化学物质携带着信号，对靶向器官传递着指令。人体有很多内分泌器官，如垂体、甲状腺、肾上腺、甲状旁腺、胰岛、卵巢、睾丸等，不同的内分泌器官分泌不同的激素，如垂体分泌生长激素、促甲状腺激素、促性腺激素、促肾上腺激素、垂体加压素、缩宫素、抗利尿剂激素、泌乳素等；甲状

腺分泌甲状腺激素；甲状旁腺分泌甲状旁腺激素和降钙素；胰岛分泌胰岛素和胰高血糖素，卵巢分泌雌激素、孕激素、雄激素；睾丸分泌雄激素；唾液腺分泌唾液；肾上腺分泌糖皮质激素、盐皮质激素等。

人们经常提到的"激素"或称"糖皮质激素（又称皮质醇）"，是由肾上腺皮质分泌的一类甾体激素，也可以由化学方法人工合成，是肾脏病和自身免疫性等疾病治疗中常用的一种药物。体内糖皮质激素的分泌主要受下丘脑 - 垂体 - 前叶 - 肾上腺皮质轴调节，内源性糖皮质激素的分泌有昼夜纪律性，午夜时含量最低，清晨时含量最高，在机体应急状态下，内源性糖皮质激素的分泌量会激增到平时的 10 倍左右。

（二）激素在人体中的作用是什么？

激素对人体的健康是非常重要的，它可以维持机体的稳态平衡，可以使机体在应激状态下适应新的环境变化。激素分泌异常可引起疾病的发生，如雌激素水平降低会引起全身的症状，容易发生阿尔茨海默病、皮肤干涩、眼干、心悸、骨质疏松、子宫阴道萎缩、反复尿路感染等；胰岛素缺乏可导致血糖增高，引起糖尿病；泌乳素增高可引起闭经；甲状旁腺素增高会引起骨质疏松等。激素对机体功能的运行非常重要，临床上很多疾病需要用激素进行治疗，如服用甲状腺激素用于甲状腺功能减退；胰岛素用于治疗胰岛功能减退引起的糖尿病；糖皮质激素（如氢化可的松、强的松、强的松龙、甲强龙、地塞米松、倍他米松等）用于调节糖代谢、脂肪代谢、水盐代谢、蛋白质的生物合成和代谢，还具有抑制免疫应答、抗炎、抗毒、抗休克作用。

糖皮质激素类药物血浆半衰期分短、中、长效三类。短效激素包括：氢化可的松、可的松；中效激素包括：强的松、强的松龙、甲基强的松龙、去炎松；长效激素包括：地塞米松、倍他米松等。糖皮质激素在剂量和浓度不同时产生的作用不同，小剂量或生理水平时，主要产生生理作用，大剂量或高浓度超生理水平时，则产生药理作用。激素剂量换算（mg）：可的松 25 = 氢化可的松 20 = 强的松 5 = 强的松龙 5 = 甲基泼尼松 4 = 对氟米松 2 = 氟泼尼松龙 1.5 = 曲安西龙 4 = 倍他米松 0.8 = 地塞米松 0.75 = 氯低米松 0.5。

（三）糖皮质激素的副作用

糖皮质激素的副作用多与剂量、疗程有关，小剂量一般无明显不良反应，但大剂量、疗程长则导致副作用明显。

（1）机体对炎症的反应，增加感染机会。

（2）导致骨质疏松，甚至骨折，可引起无菌性骨坏死。

（3）出现消化性溃疡，甚至出血、穿孔等。

（4）可引起内分泌、代谢紊乱，出现血糖增高、血脂异常、向心性肥胖、生长发育迟滞、急性肾上腺危象等。

（5）可导致水钠潴留而引起水肿，出现高血压。

（6）出现神经精神方面改变，如神志改变、情绪波动、行为异常、失眠等。

不规律应用激素类药物（随意加减、停药，不规律撤减等）极易使病情反复加重，增加治疗的难度。

（四）糖皮质激素在干燥综合征中的应用

干燥综合征是一种以侵犯外分泌腺，尤其是唾液腺及泪腺为主的慢性自身免疫性疾病。干燥综合征合并有神经系统损害、肾小球肾炎、间质性肺炎、肝损害、血细胞降低、丙种球蛋白明显增高、肌炎等表现时要用糖皮质激素，根据情况决定激素的用量，一般泼尼松 10～60mg/d 不等，甚至冲击剂量，同时联用甲氨蝶呤、硫唑嘌呤、环磷酰胺等免疫抑制剂。

（五）怎样减轻激素副作用

激素治疗剂量远超生理剂量，如果不加以注意、没有遵医嘱用药、滥用、快速减药或突然停药，可能产生诸多不良反应甚至危及生命。

（1）在专科医师指导下合理使用激素，避免减量过快或突然停药，经常随访。

（2）用药期间定期监测血压、血糖、血常规、血脂、骨密度等。

（3）长期大量应用激素时，适当给予胃黏膜保护剂、维生素 D、钙剂等。

（4）治疗结束后，因服用激素而引起的肥胖可逐渐恢复。

（5）注意避免辛辣食物，注意保持良好的心态，做好防晒。

（6）中药制剂可减轻激素副作用。

三、干燥综合征的生物制剂等新型治疗知多少？

目前生物制剂已广泛应用于类风湿关节炎、脊柱关节炎、系统性红斑狼疮等自身免疫疾病，相比之下生物制剂治疗干燥综合征的研究尚不多，样本量较小，应用不是特别广泛。下面将从发病机制的角度对干燥综合征（SS）可能的生物治疗靶点进行介绍，并介绍目前生物制剂用于治疗干燥综合征的研究现状。

SS 的发病机制尚不十分明确，目前已知的研究可推测出如下的发病过程。首先是环境因素，例如病毒感染等作用于具有易感基因的个体，导致自身免疫耐受的破坏，个体自我免疫耐受破坏后，将自身蛋白作为抗原呈递，激活固有免疫，促使单核 - 巨噬系统产生 IFN-α，继而促进单核细胞、树突状细胞、T 细胞、B 细胞以及受累器官如唾液腺的上皮细胞产生 B 细胞活化因子 BAFF。BAFF 联合另一种分子 APRIL（增殖诱导配体）共同作用于单核细胞、树突状细胞及 T 细胞、B 细胞上的 BR3（BAFF 受体），TACI（跨膜活化分子和转调蛋白相互作用分子），BCMA（B 细胞成熟抗原）三种受体，促进 B 细胞活化，分泌自身抗体。另外受累器官的 T 细胞活化后也可分泌 T 细胞相关细胞因子，如 Th1 反应细胞因子 IL-2、IFN-γ、TNF-α 等，尤其是参与 B 细胞活化的 Th2 反应细胞因子 IL-6、IL-10 等。腺体受到自身抗体和细胞因子的影响而引起功能障碍。根据上述机制，目前主要治疗靶点有抑制 B 细胞数量和功能、抑制 BAFF/APRIL 以及抑制 TNF-α。

（一）以 B 细胞为靶点

B 细胞在 SS 发病机制中占据核心地位，患者血中自身抗体的产生以及高 IgG 血症均与 B 细胞过度活化有关，而受累器官多可见 B 细胞为主的淋巴细胞浸润。

1. Rituximab（利妥昔单抗）是以 B 细胞为靶点的人鼠嵌合抗 CD20 单抗，最早被用于 B 细胞淋巴瘤的治疗，后在部分自身免疫疾病的治疗中也取得了一定的疗效。Rituximab 是在治疗 SS 中研究最多的生物制剂，其中包含两项随机双盲对照试验。试验证实利妥昔单抗可缓解乏力、口眼干燥症状、唾液流率、眼部实验室检查指标、血清炎症指标如 ESR、CRP 等，甚至对腺外系统性表现如关节炎、肾脏受累、血管炎等表现有一定改善。使用 Rituximab 375mg/m^2 每周 1 次，12 周后患者的主观症状、唾液流率及泪腺功能均可显著改善，同时可降低 B 细胞及 RF 的水平。该药的副作用如血清病、感染等发生比例相对较高，约 10% 患者在 3～7d 时可能出现血清病样表现，而在类风湿关节炎和淋巴瘤患者治疗中出现比例不会这么高，推测可能与 SS 患者血清中 IgG 水平较高有关。

2. Epratuzumab（依帕珠单抗）是一种抗 B 细胞表面分子 CD22 的单克隆抗体，它引起患者外周血 B 细胞下降，比利妥昔单抗的作用要轻微，以免疫调节作用为主。目前用于 SS 治疗只有一项含 16 名患者的非对照试验，该试验结果提示患者主观干燥症状、乏力及滤纸试验有所改善，提示该药可能成为治疗 SS 的有效药物，还需进一步的大样本安慰剂对照实验研究。

（二）以 BAFF/APRIL 为靶点

BAFF/APRIL 在促进 B 细胞活化及自身抗体的产生中占非常重要的地位。

Belimumab（贝利木单抗）是一种抗 BAFF 的单克隆抗体，在系统性红斑狼疮的治疗中已经进入Ⅲ期临床试验。在 SS 治疗方面，目前欧洲有一项包含 30 名患者的非对照试验，结果显示治疗后疾病活动度、患者主观感受、乏力、关节痛等均明显改善，但唾液流率和滤纸试验未见明显改善。初期试验结果提示该药在改善全身炎症方面可能具有一定效果，还需后续扩大样本量、增加对照的进一步研究试验。

研究还发现用 Rituximab 治疗自身免疫疾病后患者常出现血清 BAFF 升高，因此推测以 BAFF/APRIL 为靶点的治疗还可用于 Rituximab 治疗后的自身免疫疾病。

3. TNF-α 拮抗药 在 SS 唇腺中存在肿瘤坏死因子 TNF-α 的异常表达，且在动物模型中抑制 TNF-α 可以减少唾液腺中淋巴细胞的浸润。但在临床应用中，如目前市面上的 TNF-α 抑制剂，无论鼠源嵌合型或人源性均未见有肯定疗效。

◎ 第三节 干燥综合征的中医治疗 ◎

一、治干燥先要辨干燥

中医通过辨证施治从整体上把握，在改善症状、控制病情方面疗效显著。对干燥综合征的论治可以从脏腑、气血、阴阳、三焦等不同角度入手。

（一）从脏腑论治

干燥综合征迁延日久可致多脏受损，导致诸脏腑气血阴津亏虚，使病情加重；而脏腑本身病变使气血津液亏损或运行输布失常亦可形成燥症，两者往往互相影响、互为因果。本病对脏腑的损害与肺、脾（胃）、肝、肾有关，故调节脏腑功能失调是治疗燥症的一大治则。

1. 从肺论治

《医门法律》曰："盖肺金主气，而治节行焉，此惟土生之金，坚刚不挠，故能生杀自由，纪纲不紊。"肺为娇脏，主输布津液，喜润恶燥，开窍于鼻，在液为涕，外合皮毛，内与大肠相表里。《素问·经脉别论》曰："肺朝百脉，输精于皮毛，脉合精，行气于府，饮入于胃，游溢精气，上输于脾，脾气散精，上归于肺，通调水道，下输膀胱，水精四布，五经并行于肺。"说明既成之津经肺之宣肃，外敷皮毛、头面官窍，发挥其濡养肌肤、润泽皮毛、滑利官窍作用；内则下达布散水精以滋润、濡养脏腑组织。燥邪致病常在秋分以后,经夏日炎蒸,液随汗出,水竭津枯,形成阴虚之体,而外来秋燥,侵犯肌肤皮毛,首先犯肺,肺阴受损,肃降失调,津液输布功能减弱,表现为皮肤干燥、鼻干咽干、咳嗽少痰或无痰。肺阴亏虚,燥热内生,下行遏肝,气阴两伤,肌肤关节失于濡养,亦见皮肤干燥脱屑、口眼干燥、神疲低热、关节疼痛等症状。现代医学研究表明,SS 常累及肺部,以小气道病变、肺动脉高压、胸膜病变、肺间质纤维化、间质性肺炎等为主要表现。

2. 从脾论治

脾主运化,为后天之本、生化之源,津液的运行、代谢与脾的功能尤为密切。口为脾之窍,涎为脾之液,脾虚失运,津液无气之推动,上承受限,故口干舌燥,而泪液也系津液之化,赖气之升提布散,才能到达其所,故脾气虚津少不能濡目则眼干。叶天士《临证指南医案·痹证·陈案》中指出:"中气不足,脾气下陷,致阴火内炽,耗伤阴血,化生内风,走窜周身之经络而成痹。"SS 患者脾胃素虚,加之服用温热药品,或感受燥热邪毒,使脾失健运,酿生痰湿,阻碍气机,津液失布,不能濡养全身而燥象丛生。

3. 从肝论治

肝为刚脏,体阴而用阳,肝为藏血之脏,血属阴,故肝体为阴;肝主疏泄,性喜条达,内寄相火,主升主动,故肝用为阳。肝主疏泄,在人体中,五脏皆有气,各司其职,但肝气之疏泄,调节控制着人体的平衡。肝的疏泄功能正常,肝气调达,气血平和,脏腑功能相互协调。肝开窍与目,肝阴不足,目失之濡润故眼睛干涩,泪少甚至无泪。肝主藏血,肾主藏精,精血同源,津血互生互化,肝肾功能异常则精血互化失职,精血不足,津液枯竭,则燥象由生。清·张千里指出:"上燥在气,下燥在血,气竭则肝伤,血竭则胃涸。"因肝肾同源,对于肝肾阴虚,而出现眼干、耳鸣、牙齿脱落、腰膝酸软等症状者,冯兴华以滋水清肝饮加减治疗 SS。对 SS 所致肝损害,姜淑华等研究表明,一贯煎(生地黄、麦冬、北沙参、当归、枸杞子等)能改善肝功能,降低实验室指标水平,抑制病情发展。

4. 从肾论治

肾为先天之本,肾之真阴乃生命之源,各脏腑之阴均赖于肾阴的滋生濡养,肾阳的蒸腾气化,若肾阴亏损,则诸脏腑之阴无充养之源,无以滋养濡润四肢百骸、五官九窍,故而出现一派阴虚内燥之象。正如《素问·逆调论》云:"肾者水脏,主津液,"肾气盛则津液足,肾气衰则津液衰。《素问·至真要大论》

曰:"燥胜则干。"后世医家刘完素补以"诸涩枯涸,干劲皲揭,皆属于燥"。《类证治裁》指出:"精血夺而燥生。"精血由肝肾所主,肝肾阴精亏虚,则燥邪易生。

罗世伟等将温肾阳、化津液之法贯穿于 SS 治疗的始终,临证用骨碎补、补骨脂、益智仁、杜仲等温补肾阳、促进津液气化。对于 SS 肾损害,中药常用滋阴润燥、活血通络之麦冬、沙参、五味子、地黄、玄参、牛膝等,配合激素治疗。

（二）从三焦论治

三焦为水液代谢的重要通道,有疏通水道,运行水液的功能。三焦的疏利与气机升降、津液输布密切相关。SS 的发病与津液的输布异常有着密不可分的关系,通过三焦辨证的方式,有利于明确上、中、下三焦的病变部位,根据三焦功能的特点进行辨证施治。《素问•营卫生会》曰:"上焦如雾,中焦如沤,下焦如渎。"《素问•灵兰秘典论》曰:"三焦者,决渎之官,水道出焉。"气机之升降、津液的输布与三焦的疏利通调密切相关。若三焦壅阻,气机升降失常,津液上不能承、中不能布、下不能注亦能形成燥证,故若三焦"决渎"之职失常可由此生本病。清代温病学家吴鞠通提出"治上焦如羽,治中焦如衡,治下焦如权"的三焦辨证理论,并强调滋阴应贯穿温病治疗始终。根据上燥治肺、中燥脾胃、下燥肝肾的思路,上燥以养阴润燥清肺为主,中燥以养阴健脾、滋胃生津为主,下燥以条达气机、滋阴养血、补益肾阴、活血化瘀为主。

（三）从气瘀论治

1. 从气论治

中医理论认为,气是构成人体和维持人体正常生命活动的最基本物质。人体的气通过肺、脾、胃、肾等脏器的综合作用,将先天之精气、水谷之精气、自然界的清气三者结合起来而生成,故气的生成会受到肺脾肾等脏腑功能的影响,肺脾肾的功能失调可致气的失常,即气虚和气机失调。根据气津理论:"气能生津,气能行津,气能摄津",故气虚生津乏源,不能行津,无力固津则燥病易生,可见气与津液的生成、输布、排泄关系密切,遂与燥证的形成颇有关联。古云:"气少作燥,甚则口中无涎。泪亦津液,赖气之升提敷布,使能达其所,溢其窍。今气虚津不供奉,则泪液少也,口眼干燥之症作矣。"反之,气足则津充,气运则津流,方可滋润濡养脏腑组织、四肢百骸、肌肤孔窍。

2. 从瘀论治

古代医家对"瘀血致燥"早有认识。《金匮要略•惊悸吐衄下血胸满瘀血病脉证治》首次描述了瘀血所致口燥的特点为"但欲漱水不欲咽",为后世"瘀血致燥"理论奠定基础;其后《金匮要略•血痹虚劳病脉证治》云:"五劳虚极羸瘦,腹满不能饮食……内有干血，肌肤甲错，两目黯黑。"进一步对"瘀血致燥"的症状特点做了比较详细的论述，《医学入门》阐述了瘀血致燥的病机："盖燥则血涩而气液为之凝滞，润则血旺而气液为之流通。"津血同源，互生互化，津之浊者注于脉则为血，津亏则血虚，血瘀则津枯血瘀，脏腑失之滋养，五官九窍、四肢百骸失其濡润故燥象丛生。正如《血证论》中说："瘀血在里则渴。所以然者，血与气本不相离，内有瘀血，故气不得通，不能载水津上升，是以发渴，名曰血渴，瘀去则不渴也。"

3. 从八纲辨治

八纲辨证可通过确定疾病类别，或阴证或阳证，分析病位，或表或里，辨明疾病特质，或热证或寒证，或实证或虚证，指导 SS 的治疗。有医者认为燥证的基本病理基础为阳损及阴，阴津亏虚。阴阳互根互用，才能维持机体的正常生理功能，然阳气虚，阳损及阴，最后导致阴阳互损，精气血及津液代谢的失常，生成燥证。燥痹分为内燥与外燥，外燥是指人体由于调护不当，内燥是由于脏腑经脉气血阴阳失调，外燥又可分为凉燥与温燥，区分了干燥综合征因外而感，由内而发，寒热之别，以及表里之间的不同关系。

虽然论治着眼于多种角度，采取了多种治法，但均是从干燥综合征的基本病因病机入手，且结合患者自身病变特点而立法制方的，这就有别于西医的辨病治疗，体现了中医药治疗干燥综合征的优势，即整体性、个体性和灵活性。

二、从临床症状谈干燥综合征

（一）从改善口干、眼干方面治疗

《素问·阴阳应象大论》说："燥胜则干。"因唾液腺、泪腺病变而出现口干、眼干少泪等多采用养阴生津的方法来治疗。方组：生地黄、生石膏、麦门冬、玄参、知母、芦根、白茅根、沙参、玉竹、枸杞子等。肝开窍于目，泪从目出，可以通过养肝来明目，补肝明目多采用枸杞、菊花配伍使用，也可用人造泪滴，并注意眼部卫生。

（二）系统性治疗

1. 皮肤

《黄帝内经·素问》曰："风气藏于皮肤之间，内不得通，外不得泄"。皮肤干燥，常见的皮疹是紫癜、全身性红斑性狼疮、进行性硬化症（硬皮病）。在饮食上宜多吃清淡，少吃油炸的食物，最好的方法就是多喝水。生活上应勤换衣裤，皮肤受伤应及时清洗处理。避免感染。

2. 骨骼肌肉

关节痛较为常见，予益气养阴祛瘀的中药，如枸杞子、生地黄、太子参、丹参、淡竹叶等，关节疼痛加独活、乌梢蛇、桑枝。1 剂 /d，2 次 /d，3 个月为 1 个疗程。

3. 肾

《素问·阴阳应象大论》说："形不足者，温之以气。"肾有藏精、主水功能，玄参、生地黄色黑、味咸、入肾经以滋养肾阴。燥伤肾阴证治以滋阴润燥，填精补肾，对于 SS 肾损害，中药常用滋阴润燥、活血通络之麦冬、沙参、五味子、地黄、玄参、牛膝等，配合激素治疗。临床研究表明，六味地黄丸能有效改善肾小管酸中毒的低钾性肌肉麻痹、肾钙化、肾结石、肾性尿崩等。

4. 肺

《素问·五脏生成》说："诸气者，皆属于肺。"肺为娇脏，喜清润而恶燥。原发性干燥综合征肺间质病变的临床症状，与多种先天、后天致病因素引起热毒内蕴、瘀血阻络、肝肾不足有关，其肺部受损多出现干咳、胸闷、气急、舌红、苔黄、脉滑数等瘀热互结的证候。现代药理学研究表明，活血化瘀药物当归、赤芍、益母草、红花、川芎对自身抗体形成有明显抑制作用，并能改善肺部微循环，提高动脉血氧分压，抑制肺间质纤维化的形成及发展；清化热痰药物瓜蒌、黄连也具有抑制免疫反应的作用。

5. 血液系统

在治疗干燥综合征时不可见燥治燥，应当灵活运用解毒、益气、温阳、活血等法。干燥综合征可见气虚表现，气与津液相互依附，气虚则运津无力。津血同源，津液亏乏必导致血阻，出现虚热内生之燥证。临床常选黄芪、太子参、山药、葛根、白术等益气健脾；赤芍、丹参、桃仁祛瘀活血。可将黄芪补气作用和丹参活血作用联合配伍用药，具有生津活血的功效，使口干唇燥症状减轻。

三、从中医体质谈干燥综合征

人作为独立的个体，每个人由于其出生时的先天禀赋不同，以及出生后的生活环境、饮食习惯、起居调摄以及情志因素等多方面的影响，会使人体发生各不相同的变化，从而出现不同的体质。不同体质的人群，对于疾病的敏感程度亦不相同，对于同种疾病所表现出的临床症状亦存在差异，在临床的治疗中也存在着区别。同理，在治疗同种疾病的过程中，亦可在辨证论治的基础之上根据不同的体质进行处方上的随证加减。

中医治病讲究辨证施治、辨体施用、三因制宜。这就是说中医养生，不仅注重辨别人们的体质特点，而且还注重根据人们的体质特点、所处的地理环境特点、发病所处季节的气候特点，辨体用药调理。根据人体形体特征、心理特征、常见表现、发病倾向及对外界适应能力等方面的不同，大体将人的体质分为如下十种体质：气虚质、血虚质、阴虚质、阳虚质、痰湿质、湿热质、血瘀质、气郁质、特禀质和平和质。

平和体质常见表现：体型匀称健壮；面色、肤色润泽，头发稠密有光泽，目光有神，嗅觉通利，唇色红润，不易疲劳，精力充沛，耐受寒热，睡眠良好，胃口好，二便正常。

气虚体质常见表现：肌肉不健壮；平素语音低怯，气短懒言，肢体易疲乏，精神不振，易出汗，面色偏黄或白，目光少神，口淡，唇色少华，毛发不华，头晕健忘，大便正常或有便秘但不硬结，或大便不成形，便后仍觉未尽，小便正常或偏多。

血虚体质常见表现：形体瘦弱，肌肉不壮；面色苍白缺乏光泽，唇色、指甲颜色淡白，伴有头晕眼花（特别是下蹲起立时），易脱发或毛发易断，手足发麻，心悸失眠，易心慌心跳，常见眼睛干涩及便秘等。女性还会伴有经色淡且量少等。

阳虚体质常见表现：形体白胖，肌肉不壮；平素畏冷，手足不温，喜热饮食，精神不振，睡眠偏多；面色柔白，目胞晦黯，口唇色淡，毛发易落，易出汗，大便溏薄，小便清长。

阴虚体质常见表现：体形瘦长；手足心热，平素易口燥咽干，鼻微干，口渴喜冷饮，大便干燥，面色潮红，目干涩，视物花，唇红微干，皮肤偏干，易生皱纹，眩晕耳鸣，睡眠差，小便短涩。

痰湿体质常见表现：体形肥胖、腹部肥满松软；面部皮肤油脂较多，多汗，胸闷，痰多，面色淡黄而暗，眼泡微浮，容易困倦，平素舌体胖大，舌苔白腻，身重不爽，喜食肥甘甜黏，大便正常或不实，小便不多或微混。

湿热体质常见表现：形体偏胖；平素面垢油光，易生痤疮粉刺，容易口苦口干，身重困倦，心烦懈怠，眼睛红赤，大便燥结或黏滞，小便短赤，男易阴囊潮湿，女易带下增多。

瘀血体质常见：瘦人居多；平素面色晦黯，皮肤偏暗或色素沉着，容易出现瘀斑，口唇暗淡或紫，眼眶暗黑，鼻部暗滞，发易脱落，肌肤干，女性多见痛经、闭经，或经血中多凝血，或经色紫黑有块，崩漏，或有出血倾向、吐血。

气郁体质：形体瘦者为多；常见性格内向不稳定，忧郁脆弱、敏感多疑，对精神刺激适应能力较差,平素多为忧郁面貌,神情多烦闷不乐,胸胁胀满,或走窜疼痛,嗳气呃逆,或咽间有异物感,或乳房胀痛,睡眠较差,食欲减退,惊悸,健忘,痰多,大便多干,小便正常。

特禀体质又称特禀型生理缺陷、过敏。是指由于遗传因素和先天因素所造成的特殊状态的体质,主要包括过敏体质、遗传病体质、胎传体质等。

从中医体质的角度去看待干燥综合征,能够更加直观地研究干燥综合征的不同证型所产生的机制,同时也对临床中医治疗干燥综合征有着指导意义。干燥综合征患者常出现口干、眼干等干燥的表现,从体征上看,均有阴虚、内热、津亏、血燥之征,大体可归于阴虚体质。然则临床上其表现又各不相同,不能一概而论。

本病的辨证要点,是燥邪伤阴或津伤化燥,致多系统、多脏器受损,日久可由燥致痹。痹者,闭也,不通之意。故本病有脏腑气机失调,经气失其畅达,气血运行涩滞的病理改变。临床可见津亏失濡、阴虚发热、燥瘀相搏或燥痰互结的特点。

辨表里虚实:本病早期燥邪犯肺者,起病急、病程短,多属表属实;而先天禀赋不足或失治误治、久病及里者,起病慢、病程较长,耗伤气血津液、脏器受损,属里属虚;久病里虚者若内生痰浊瘀血,或复感外邪,则多属虚实夹杂。

辨气血津液:本病早期燥邪侵袭机体,多以肺卫表证为主,可损及津液,日久病及阴血,"津血同源",出现血虚津亏的表现。后期出现气血亏虚,又因气虚无以行血可致气滞血瘀之证。若气虚运化水湿不利、痰浊内生,复与瘀血搏结于皮下可见瘰核;痹阻于经络血脉可致麻木疼痛。

辨脏腑亏虚:肺开窍于鼻,主皮毛,主宣降气机津液,肺阴受累则见干咳、鼻干、皮肤干涩或咽干不适;脾开窍于口,主四肢肌肉,为胃行其津液,故脾病则四肢不用,津不上承而致口干,胃阴不足虚火上攻则口干更甚,口舌生疮易溃,肠道失润则大便秘结;舌为心之苗,心阴受损可见口舌干燥,甚则灼痛,若心神失养则有心悸、失眠等证;肝开窍于目,主筋,主疏泄,肝阴虚则清窍筋脉失养而见眼干少泪,视物模糊,肢体麻木,若疏泄失常,气机不畅又可见气滞血瘀的表现;肾藏精主骨,若肾阴不足则可见消瘦、腰膝酸软、烦热盗汗等证。

四、从中医辨证谈干燥综合征的治疗

(一)燥热亢盛型

本证型以燥热邪气强胜,人体正气未衰为特点,症状多见口干唇燥,咽干鼻燥，口舌破溃，眼干少泪，目赤多眵，小便短赤，大便干结，面红烘热，或低热稽留，舌干红无津或有裂纹，苔少或黄燥，脉细弦数。临床常常对应湿热体质或湿热体质合并阴虚体质。

治疗以"清热凉血，护阴润燥"为原则，临床上多选用犀角地黄汤作为基础方化裁加减。常用药物包括：水牛角、生地、丹皮、赤芍、玄参、丹参、麦冬、阿胶、知母、黄连。

若见口舌破溃疼痛，加白残花、青黛、生石膏；目赤多眵，加山栀、淡竹叶；大便干结，加火麻仁、瓜蒌仁；低热不退，加地骨皮、银柴胡；舌红干裂无津，加乌梅、白芍、生甘草；关节疼痛，加虎杖、忍冬藤、桑枝；兼有湿火上炎，口苦口黏，苔薄黄腻，加藿香、佩兰。

此证为干燥综合征中症状较严重的证型，由外感风、暑、燥、火四邪，阳热亢盛，燥热酿毒，消灼津液，耗伤阴血所致。表现以燥热偏盛，火热上炎为主，故治宜清热泻火、凉血解毒，佐以滋阴润燥。病情难以控制者，可酌加小剂量雷公藤。

（二）阴虚内热型

本证型以阴虚而导致的阳偏胜的症状为主，虽有燥热，但以虚为主，邪实相对较弱，常见口干咽燥，夜间尤甚，唇干燥裂，口干欲饮或饮不解渴，目干涩，少泪或无泪，视物模糊，头晕耳鸣，声音嘶哑，五心烦热，大便秘结，舌质红少苔或无苔，脉细数。临床常常对应阴虚体质。

治疗以滋阴生津、清热除烦为原则，临床上多选用杞菊地黄汤、一贯煎加减作为基础方化裁加减。

常用药物包括：北沙参、麦冬、生地、枸杞子、女贞子、菊花、山萸肉、丹皮、旱莲草、天花粉。

若见阴虚内热甚者，加地骨皮、白薇、功劳叶、鳖甲；夜寐不安，烦热，手心灼热，加五味子、知母、百合；视物模糊，加石斛、谷精草、决明子；大便秘结，加玄参、首乌；关节疼痛，加木瓜、石楠藤、青风藤。

此型干燥综合征中最为多见，由素体阴虚或各种原因导致阴液耗损。主要病机为肝肾阴虚、燥热内生，此属虚热、虚火，临床用药不宜苦寒直折。

（三）气阴两虚型

本证型以阴虚而导致阳偏胜和内热耗气而导致的气虚相合，出现了气阴两虚之证，临床常见口燥咽干，身倦乏力，气短懒言，食欲不振，大便不实，舌红少苔，脉细。临床常常对应气虚体质合并阴虚体质。

治疗以益气健脾、养阴生津为原则，临床上多选用补中益气汤作为基础方化裁加减。

常用药物包括：生黄芪、升麻、生甘草、天花粉、太子参、生地、麦冬、陈皮、乌梅、北沙参。

若见两目干涩，加枸杞子、川石斛；大便不实，加淮山药、葛根；食欲不振，胃脘不适，加炒谷麦芽、生山楂、绿萼梅。

此型多见于干燥综合征病程较长者。由久病及脏，肺肾阴虚，脾气不足所致。脾胃为后天之本，治以顾护脾胃为要。

（四）血虚燥热型

本证型以血虚不能濡养肌肤孔窍，津血同源而津枯伤阴，阴虚而生内热导致，临床常见口干咽燥，鼻干目涩，面色少华，头晕乏力，经血稀少，每易焦虑烦躁，失眠多梦，肌肤毛发枯燥，舌嫩红少津，苔少，脉细。临床常常对应血虚体质合并阴虚体质。

治疗以养血柔肝、生津润燥为原则，临床上多选用四物汤、一贯煎作为基础方化裁加减。

常用药物包括：生地、当归、白芍、川芎、枸杞子、北沙参、麦冬、丹参、百合。

若见头晕头痛，加天麻、白蒺藜、苦丁茶；焦虑烦躁，夜寐多梦，加黄连、阿胶、炒枣仁；肌肤毛发枯燥，加制黄精、制首乌；面红升火，加白薇、功劳叶；视物模糊，加女贞子、桑椹子。

本证型多见于中年妇女和更年期女性。40岁以上女子，天癸渐竭，精血亏虚。女子以肝为先天，阴血亏虚，血不养肝，导致血虚肝旺，燥热内生。病位在肝，以本虚为主，治疗要重视养肝柔肝，以达到生津润燥之目的。

（五）瘀血阻络型

本证型以瘀血阻滞经脉，血行不畅，不能上荣头目，外达肌肤孔窍，津液运行不畅，而生干生燥为特点。临床常见口干咽燥，眼干目涩，皮肤粗糙，色黯发斑，毛发焦黄，四肢关节疼痛，屈伸不利、畸形，指端紫黯，经行量少色黯，舌质黯少津，有瘀斑瘀点，脉细涩。对应瘀血体质合并阴虚体质。

治疗以活血化瘀，蠲痹通络为原则，临床上多选用桃红四物汤为基础方化裁加减。

常用药物包括：桃仁、红花、当归、川芎、赤芍、鸡血藤、穿山甲、丹参、生地、鬼箭羽。

若见指端紫黯、清冷，加仙灵脾、鹿角霜、路路通；月经量少色黯，加益母草、泽兰；关节畸形，皮肤粗糙，加土鳖虫、水蛭、鳖甲、凌霄花；口干咽燥明显，加天花粉、玄参。

本证型见于病程长久，或合并硬皮病者，往往与前述各证兼夹出现。因津少而血运涩滞，气弱而运血无力，以致瘀血阻络，血脉不通，从而进一步加重津液敷布的障碍。治疗重在活血化瘀，临证又需细心辨析兼夹的证候。

五、从四季环境谈干燥综合征

四时气候的变化，对人体的生理功能、病理变化均产生一定的影响。干燥综合征因其致病因素为燥、热，又以干燥为主要临床表现，因此季节对于干燥综合征的影响则更为明显。中医学根据不同季节气候的特点，来考虑治疗用药的原则，即我们常说的"因时制宜"。

一般来说，春夏季节，气候由温渐热，阳气升发，人体腠理疏松而开泄，即使患外感风寒，也不宜过用辛温发散药物，以免开泄太过，耗伤气阴；而秋冬季节，气候由凉变寒，阴盛阳衰，人体腠理致密，阳气内敛，此时若非大热之证，当慎用寒凉药物，以防伤阳。《素问》说："用寒远寒，用凉远凉，用温远温，用热远热，食宜同法。"正是这个道理。暑邪致病有明显的季节性，且暑多兼湿，故暑天治病要注意解暑化湿；秋天气候干燥，外感秋燥，则宜辛凉润燥，此与春季风温、冬季风寒外感用药亦不甚相同，风温宜辛凉解表，风寒应辛温解表，所以治疗用药必须因时制宜。

在干燥综合征的治疗过程中，春季阳气生发，此时阴虚之证容易加重，临床上应加大滋阴药物的剂量和药味；夏季阳气最旺，热邪较盛，用药可侧重苦寒，此时用药，凉燥而不伤正，夏季多湿，治病可适当减少生津药物，使药物物尽其力；秋季气温转冷，天气干燥，此时应当适当减少苦寒药物，适当增加滋阴药物，以合四时之气；冬季寒冷，收引凝滞，治疗阴虚燥热之证时当注重固护正气，不伤阳气，以免出现气阴两虚、阴阳两虚之缠绵难愈之证。

此外，地理环境的不同也影响着疾病的发生发展变化，中医药治疗此类疾病时，也当注重因地制宜，根据不同地区的地理特点，来考虑治疗用药的原则，即为"因地制宜"。不同地区，由于地势高低、气候条件及生活习惯各异，人的生理活动和病变特点也不尽相同，所以治疗用药应根据当地环境及生活习惯而有所变化。干燥综合征在较为干燥的东北地区，治疗应当注重润燥滋阴，而在较为潮湿的西南地区，治疗要注意不要滋腻太过，反生痰湿邪气。

六、干燥综合征的外治疗法

（一）针灸疗法

采用邻近取穴为主，辅以循经取穴，宜平补平泻手法，每日针刺1次，10次为1疗程。

1. 口眼干燥属肝肾阴虚者，针刺肝俞、肾俞、百会、内关、阴陵泉；双目干涩、视力下降，针刺四白、鱼腰、合谷；口干津少，针刺地仓、颊车、足三里。

2. 腮腺肿大者，针刺中渚、太冲、阳陵泉。

3. 关节疼痛者，针刺曲池、大椎、委中、昆仑、劳宫、血海。

4. 外阴萎缩或瘙痒，针刺曲池、归来、关元。

（二）熏洗疗法

口干眼干症状较重，影响生活者，可采用中药熏洗疗法，先将药物粉碎为末，加水煮沸5～10分钟，放置至适宜温度，先用药物蒸汽熏蒸患处10～20分钟，后用药物外洗患处。

常用药物：瘀血阻络者多用水蛭、土鳖虫、桃仁、苏木、红花、血竭、乳香、没药、川牛膝、地龙；疼痛甚者多用川乌、草乌、细辛、三棱、透骨草等。

（三）运动疗法

干燥综合征宜练咽津功法，即每日晨起端坐，凝神息虑，舌抵上腭，闭口调息，津液自生，渐至满口，分3次咽下，日久则受益。眼干可练目功，轻闭双眼，两手大拇指指背互相擦热，轻擦两眼皮各18次，又擦双眼眉各18次，再使眼珠左右各转18次。此外，根据具体情况选择可行的健身项目，如太极拳、太极剑、慢跑等。

七、干燥综合征的中医调护

通过中医调护，尽量使过于偏正的体质转归为平和体质，从而达到未病先防、既病防变的目的，干燥综合征的患者主要需要注意以下几点：

（一）预防

1. 本病病情易于反复，应避免精神紧张和过度疲劳。

2. 慎起居，调寒温，避免风、暑、燥、火四邪外袭。

（二）护理

1. 适当休息，保证睡眠充足。

2. 室内避免干燥，保持湿度。

3. 饮食宜稀软、清淡，忌食肥甘厚味及辛辣之品，如葱、芥、韭、蒜、柑橘及羊肉、狗肉、鳝鱼等。

4. 常食用滋阴类的食物，如银耳、小麦、梨、葡萄、桑椹、鸭肉、鲜藕、荸荠等。

5. 遵医嘱服药，不滥用保健品。

○ 第四节　干燥综合征与焦虑抑郁 ○

宋老师出诊时，常常会有碰到这样的患者："大夫，我一个月前确诊干燥综合征，经过您一段时间的治疗，口干、眼干的症状明显好转，可是最近常常头晕，头痛，情绪较差、心慌，失眠，多梦，注意力不集中、记忆力下降，有时还手发抖，胃肠不适，为此也住院检查了，没发现什么问题，大夫，这是怎么回事呀？我真的很苦恼。"

头晕、头痛、心慌、手发抖还伴有失眠、多梦，是不是得了心脑血管疾病了？但是大多数患者到医院就诊后得到的答案都是没问题，没有疾病。这究竟怎么回事？难道是患者的错觉？但是患者确实为此很痛苦。这时宋老师常常会仔细询问患者的具体情况，然后进行相应的客观检查（如汉密尔顿焦虑量表、汉密尔顿抑郁量表），经检查后，大多数患者初步判断为得了焦虑或者抑郁的疾病。

一、认识焦虑抑郁

那么什么是焦虑？什么是抑郁？一提起这两个词，就如同洪水猛兽一般，让大家讳莫如深，避之不谈。其实大家不必害怕，让我们慢慢给大家仔细说说。首先我们谈谈焦虑，我们这个世界是色彩斑斓的，我们常常习惯通过颜色来抒发自己的情绪。红，黄，蓝，绿，青，白，紫，黑，多么有生命力啊！每个人认知不一样，必然喜爱的颜色不一样，就算是同一个人在不同的心境下，喜爱的颜色也是不一样的。绿色是很多人都钟爱的颜色，因为绿色象征着生命，象征着健康，象征着欣欣向荣，它是朴素又充满活力的。可是，随着社会进步的加快，生活压力日益增加，慢慢地，"虑"开始取代了"绿"，焦虑、忧虑、疑虑、顾虑，在我们的生活中，绿色渐渐消失，看到只是日益凸显的黑色。

最早从心理学角度重视和探讨焦虑问题的就是大名鼎鼎的弗洛伊德。他把人们对环境中真实危险的反应称为客观性焦虑；把人们在潜意识中矛盾斗争的结果称为神经症性焦虑。早期他确信，焦虑是受压抑的一种发泄方式，后期他又认为焦虑是本能欲望与现实调节之间冲突的结果。当本能的能量聚集过多而不能很好地应付时，便会造成精神创伤。焦虑可以说是一种信号，其意义就是提醒有危险即将来临。当我们只要察觉到危险，不管危险是真实的还是潜在的，都会引起焦虑，之后又会动员心理防御机制来斗争或躲避所谓的危险。

总之，焦虑是指一种缺乏明显客观原因的，个体对某种预期会对自己构成潜在威胁的情境所产生内心不安或无根据恐惧的情绪状态。所有人都会经历焦虑，焦虑是人们面临困难、挑战或危险时出现的一种正常的情绪反应。比如马上要期末考试了，如果感觉自己还没有复习好，就会产生紧张担心，这就是焦虑。这时，我们通常会抓紧时间复习，积极去应对，做能减轻我们焦虑的事情，这种焦虑是一种保护性反应，称为生理性焦虑，也是非常常见的情绪状态。但是当焦虑的程度与客观事实或所处环境明显不符时，主观上表现出不仅仅是紧张、不愉快，甚至感到痛苦以至于难以自制，严重时还伴有自主神经功能紊乱或失调，当这种状态持续时间过长时，就变成了病理性焦虑。这时会出现明显的焦虑情绪，如烦躁、坐立不安、易怒、易激惹、失眠、多梦、心悸、胸闷、乏力、出虚汗等。当然，在某些情况下焦虑症状可以由躯体疾病因素引发，如甲状腺功能亢进、肾上腺肿瘤、脑部病变等。

现在，我们看看哪些人容易患上焦虑呢？首先是工作压力大的上班族，这类人高负荷工作，竞争激烈，作息无规律，这些都是产生焦虑的重要因素。其次是敏感人群，往往这类人情感非常细腻，更在乎别人眼中的自己，别人的态度、眼神、语气，都会让这类人感到困惑，产生焦虑。还有就是内向性格的人，这群人由于天性孤僻，不愿与人交流，更愿意活在自己的小世界里，一旦碰到烦心事或者困扰无法排解，就会产生焦虑情绪。再者追求完美主义的人，这类人对自己或身边的人要求严格，做一件事都要求近乎完美无缺，所以在某些事情未完成时或者未达到理想要求时，就会产生强烈的焦虑感。再有遇到意外或者身患疾病时，人们会因为紧张、忧虑而产生绝望感，产生一系列的焦虑情绪。

焦虑的原因有哪些呢？目前为止，病因尚不明确，但是有下面一些说法。①遗传在焦虑的发生中起很重要作用，有血缘关系的亲属中患病率远远高于普通人。②胆小自卑、信心不足、容易紧张、情绪波动大的性格特征是出现焦虑的重要因素。③轻微的挫折和不满等精神因素也可为诱发原因。④生理上交感和副交感神经系统活动普遍亢进，肾上腺素和去甲肾上腺素的过度释放，也是一个重要原因。⑤社会因素，如城市过密、环境污染、生活压力大等。

我们了解了焦虑，再让我们认识一下"抑郁"，这个词在我们的生活中并不陌生，更为常见。抑郁也是一种常见的心境障碍，严格来说，抑郁不是描述一个情绪，而是一组情绪，包括悲伤、苦恼、沮丧，这是任何人都会遇到的，我们可以笼统地把这一组情绪统称为"不开心"。简单而言就是心境低落，没有明确的奋斗目标，心中极其压抑，精神极度颓废的状态。轻者兴趣索然、无所事事，忧心忡忡，愁容满面，双目含泪，自觉生不如死。甚者由于找不到解脱，自觉一切无望，出现自杀行为。

抑郁的原因有哪些？第一遗传因素：有血缘的亲属中如有抑郁的患者，那么家庭成员患此病的危险性较高，可能是遗传导致易感性升高的原因。第二生物化学因素：西医学通过检测抑郁患者的脑部数据时，发现93.2%的抑郁症患者脑内神经分泌功能紊乱。第三性格因素：遇事悲观，自信心差，对生活、工作把握性差等。这样的性格特点会使应激事件对心理刺激加重。第四环境因素和应激反应：经济困难，亲人、朋友离去，生活改变，人际关系紧张等都可以诱发抑郁。第五躯体疾病：如中风，心脏病，内分泌紊乱等常常引发抑郁并使原有疾病加重。

抑郁的患者有哪些表现？①精神迟缓：精神运动明显抑制，言语减少，声音低沉，焦虑困难，行动缓慢，不想做事，生活被动、慵懒，喜欢闭门独处，淡漠亲情，回避社交，不能料理家务，严重者不语、不动、不吃、不喝。②思维缓慢：思考能力下降，记忆力下降，反应能力下降，自觉脑子不好使了，空空的，脑子像涂了一层糨糊一样，自我评价过低，常常自疚自责，对自己事事不满意，倍感无用、无助。③情绪障碍：闷闷不乐，兴趣减退，情绪消沉，悲观绝望，整日愁眉苦脸，忧心忡忡，典型的抑郁患者有晨重夜轻的节律变化。《红楼梦》中整天皱眉叹气，动不动就流眼泪的林黛玉就是典型的例子。④躯体症状：主要有持续性的疲乏无力，睡眠障碍、食欲减退、便秘或腹泻、身体疼痛、性欲减退，恶心、呕吐、心悸、胸闷、出汗等。其中睡眠障碍主要表现为早醒，醒后难以入睡，有的表现为入睡困难，睡眠浅。

二、西医学对干燥综合征与焦虑抑郁关系的研究

目前已经有研究显示干燥综合征患者焦虑和抑郁的表现较正常人更为显著。其原因可能是因为干燥综合征临床症状复杂，除口腔及眼部症状外，还

可引起关节痛、肾损害、肺功能异常等多系统损害，这些均可造成患者生活能力下降，干燥综合征患者抑郁情绪的产生可能与疾病本身的口干、眼干、关节痛等症状对生活和工作的影响有关。另外干燥综合征属慢性病，需药物长期治疗，因此沉重的经济负担，漫长的治疗时间，长期应用糖皮质激素及疗效不理想都会使患者产生厌倦的心理，加剧不良情绪的产生，消极对待疾病，甚至放弃治疗，导致疾病加重，疼痛继而反复，反之进一步加重了患者的消极情绪。干燥综合征焦虑抑郁的发生可能与神经系统病变受损有关，抑郁还可能与免疫学机制相关。主要表现在免疫激活剂细胞因子的释放。由于长期前炎性因子的升高，导致神经内分泌及中枢神经代谢产物的转变，影响患者出现或加剧焦虑、抑郁的发生及发展。有研究显示细胞因子、外周血单核细胞的一些受体表达可能会导致焦虑、抑郁的发生或加剧，这涉及负面情绪产生的神经内分泌和中枢性递质的代谢机制。国外一篇研究中表示抑郁的发生以及反复发生可能与促炎细胞因子相关，在这片文章中不仅强调如此，更是认为压力、炎症及重度抑郁障碍之间是相互关联的。干燥综合征导致下丘脑 - 垂体 - 肾上腺这条神经内分泌轴受损，功能降低，也可能是患者发生情绪障碍的一个因素。还有干燥综合征有中枢神经系统的损害，其脑脊液中 IgG 指数增高、单克隆带阳性，中淋巴细胞略增多，MRI（磁共振成像）示脑白质的多灶损害，抑郁发生与神经递质紧密相关。再者个性较为内向、不善与人交流的干燥综合征患者也更容易产生焦虑、抑郁，入睡困难，躯体疲劳，对未来感到担心等。反之，患有焦虑抑郁也会影响机体功能，认知功能下降，从而进一步加重疾病的症状，降低患者的生活能力和生存质量。

三、中医学对干燥综合征与焦虑抑郁的关系认识

在中医学中，干燥综合征属于燥痹范畴，主要由水津失布、燥毒蕴结、阴虚津亏所引起。在中医学中焦虑、抑郁大都归属于郁证这一范畴，中医学的"郁证"，是指因情感拂郁，气机郁结不舒，而引起五脏气机逐渐阻滞所致的一类病证，其名出自《黄帝内经》。郁证有广义和狭义之分。广义的郁证包括情志、外邪、饮食等因素所致的郁证。狭义郁证多指因七情所伤而致的气机郁滞之证。其主要症状如《景岳全书·郁证》所言："忧郁伤脾而吞酸呕恶""若忧郁伤脾肺而困倦、怔忡、倦怠食少""若忧思伤心脾，以致气血日消，饮食日减"。再如《赤水玄珠·郁证门》云："心郁者，神气昏昧，心胸微闷，主事健忘。""肝郁者，两胁微膨，嗳气连连有声。""脾郁者，中脘微满，生涎少食，四肢无力。""肺

郁者，皮毛燥而不润，欲嗽而无痰。""肾郁者，小腹微硬，精髓乏少，或浊或淋，不能久立。"我们翻阅医书时发现，书中对郁字有三个解释：一指郁塞状态；二指患者体内精气血气不畅通，或者亏损；三指七情六欲得不到抒发，造成情志失调。郁证理论包括了人的脏腑功能紊乱、七情失调、病邪入侵、药物副作用等因素引发的郁证。

在中医的角度上燥痹合并郁证的病因和表现是什么呢？主要病因为气机郁结不舒畅而引起五脏气机阻滞，病位在肝，肝为刚脏，在五行归木，是五脏气血养之场所，肝脏喜欢舒发与条达，恶抑郁，若抑郁，则肝脏疼痛，心绪堵塞。那五脏相辅相成，就会出现一损俱损。肝失疏泄、脾失健运、心失所养，虽然肝、脾、心三个脏腑皆有相关，但各有侧重。郁证的主要表现为心情低落，心神不宁，两边胁肋胀痛，或易怒善哭，以及咽中如有异物梗阻，失眠等各种症状。郁证不光是肝郁心情不达，肝郁之后可出现气郁、痰郁、血郁、湿热郁、食郁等几种，其中以气郁为先，气堵则血塞，血塞然后造成后面几种，长此以往，形成了多种相关疾病。郁证长久发展造成痰湿、食积腹胀等实证。也可发展由实转虚证，如心神失养、心血不足、心阴亏虚等，也有一些属于正虚邪实、虚实夹杂的证候。郁证初病在气，久病及血，故气滞血瘀的证候在临床上十分多见，郁证日久不愈，往往损及脾、肾，造成阳气不振、精神衰退证候。《素问》中说"饮入于胃，游溢精气，上输于脾，脾气散精，上归于肺，通调水道，下输膀胱，水精四布，五经并行""脾主升清""脾为胃行其津液"，燥痹的发生与机体水液代谢和传输、饮食的运转与利用出现紊乱关系密切。脾气虚是其发病的始动因素，气血津液五谷生化，脾气散精失常，津液输布障碍，以致阴虚燥盛，清窍不能得以濡润，肝血失于濡养，肝气郁结发为郁证。由于燥痹患者阴虚燥热，又出现情志失调，则出现血虚阴亏之本，同时情志失和，气机阻滞或五志过极，化火伤阴，津亏失润则导致津液敷布不利，进而加重病症。而肝藏血、主疏泄，开窍于目，肝肾同源，肾精缺乏，目失于濡养，双目干涩，阴亏血燥，津液不足，脏腑不濡而出现口干及皮肤干燥等病症。血不养肝，肝气不畅，则可引起患者出现焦虑易怒等负面情绪。可见燥痹与郁证密切联系，相互影响。

四、焦虑抑郁的检查方法

现在大家从西医学和中医学角度了解了什么是焦虑、抑郁，它们与干燥综合征的关系以及有什么危害，那么怎么来进行客观检查呢？目前的手段是进行焦虑抑郁量表检查，最常用的和最简单的就是汉密尔顿焦虑量表（表6-4-1）、汉密尔顿抑郁量（表6-4-2）。医生通过临床症状分析及客观量表检查基本可以初步诊断。

表6-4-1　汉密尔顿焦虑量表（HAMA）

评定的五个等级：

0—无症状；1—轻度；2—中度；3—重度；4—极重

条目	症状表现	得分
1. 焦虑心境	担心、担忧，感到有最坏的事将要发生，容易激惹	
2. 紧张	紧张感、易疲劳、不能放松、情绪反应，易哭、颤抖、感到不安	
3. 害怕	害怕黑暗、陌生人、一人独处、动物、乘车或旅行及人多的场合	
4. 失眠	难以入睡、易醒、睡得不深、多梦、夜惊、醒后感疲倦	
5. 认知功能	或称记忆、注意障碍，注意力不能集中，记忆力差	
6. 抑郁心境	丧失兴趣、对以往爱好缺乏快感、抑郁、早醒、昼重夜轻	
7. 躯体性焦虑	肌肉系统：肌肉酸痛、活动不灵活、肌肉抽动、肢体抽动、牙齿打颤、声音发抖	
8. 躯体性焦虑	感觉系统：视物模糊、发冷发热、软弱无力感、浑身刺痛	
9. 心血管系统	心动过速、心悸、胸痛、心脏跳动感、昏倒感、心搏脱漏	
10. 呼吸系统症状	胸闷、窒息感、叹息、呼吸困难	
11. 胃肠道症状	吞咽困难、嗳气、消化不良（进食后腹痛、腹胀、恶心、胃部饱感）、肠动感、肠鸣、腹泻、体重减轻、便秘	
12. 生殖泌尿神经系统症状	尿意频数、尿急、停经、性冷淡、早泄、阳痿	
13. 自主神经系统症状	口干、潮红、苍白、易出汗、起鸡皮疙瘩、紧张性头痛、毛发竖起	
14. 会谈时行为表现	（1）一般表现：紧张、不能松弛、忐忑不安，咬手指、紧紧握拳、摸弄手帕，面肌抽动、不宁顿足、手发抖、皱眉、表情僵硬、肌张力高，叹气样呼吸、面色苍白；（2）生理表现：吞咽、打嗝、安静时心率快、呼吸快（20次/min以上）、腱反射亢进、震颤、瞳孔放大、眼睑跳动、易出汗、眼球突出	

结果分析：受测者总分为

编号	总分范围	结果分析
1	0～7分	没有焦虑
2	7～14分	可能有焦虑
3	14～21分	肯定有焦虑
4	21～29分	肯定有明显焦虑
5	29分以上	严重焦虑

表 6-4-2 汉密尔顿抑郁量表（HAMD）

1. 情绪抑郁（沮丧、无望、无助、无价值）	0. 没有
你近一个星期情绪如何？	1. 只在问时才诉述
你是否感到挫伤？悲伤？无望？抑郁？	2. 在谈话中自发的表达
上星期，你有这种情绪的频率（自己估计）？每天？整天？	3. 不用言语也可从表情、姿势、声音、或欲哭中表现这种情绪
如选择以上 1～4，询问具有这种感觉多长时间？	4. 病人的自发言语和非言语表达（表情、动作）几乎完全表现为上述情绪
2. 有罪感	0. 没有
最近一个星期是否有自责，觉得自己做错了什么事或连累家人、他人？	1. 自责，感到连累他人
如果是，谈谈你的感受？	2. 认为自己犯了罪，或反复思考以往的失误或过错
你是否为自己已经做过或还没有做过的事感到内疚？	3. 认为目前的疾病是自己所犯错误的惩罚，或有罪的妄想
你是否觉得在某种程度上，抑郁是由于你自己引起的？	4. 罪恶妄想伴有指责或威胁性妄想
是否认为目前的疾病是对自己的惩罚？	
3. 自杀	0. 无
最近一周是否有活着没有意义，或不如一死了之的想法？	1. 觉得活着没有意义
如果是，你想些什么？	2. 希望自己已经死去，或经常想到与死有关的事情
有没有产生过自杀的想法？想采取什么自杀方式？	3. 自杀念头
你有没有做过伤害自己的事情？甚至采取过自杀行动？	4. 严重自杀行为
4. 入睡困难	0. 入睡无困难
你最近一周睡眠情况如何？	1. 有时入睡困难，即上床半小时仍无法入睡
你是否入睡困难？这一周有几个晚上入睡困难？	2. 每晚均有入睡困难
你上床之后需要多长时间才能入睡？	
5. 睡眠不深	0. 没有
最近一周你有无半夜醒来？	1. 患者诉睡眠浅、多噩梦
如果有，你是否起床做些什么（还是只是去盥洗室）？	2. 半夜起床两次（不包括上厕所）

需要多长时间回到床上？回到床上后能否立即入睡？

你是否某些晚上感到夜寝不安或睡眠受到干扰？

6. 早醒

最近一周你早上最后一次醒来是几点？

如果早醒，是别人叫醒还是你自己醒来？

你生病之前通常几点醒来？

0. 没困难

1. 早上较早醒来，但能再次入睡

2. 起床后不能再次入睡

7. 工作和兴趣

近一周你如何消磨时光（不工作时）？

你对做这些事情感兴趣吗？

以前的兴趣爱好现在还有兴趣做吗？

日常家务做吗？

或你觉得不得不强迫自己去做？

如果有，为什么？

有无你期待去做的事情？

0. 没困难

1. 有对工作、嗜好失去兴趣，无精打采的感觉

2. 自发或间接的表达活动、工作或学习失去兴趣。如感到没精打采、犹豫不决，不能坚持或需要强迫自己去工作或活动

3. 活动时间减少或成效降低，住院患者每天参加病室劳动或娱乐不满 3 小时

4. 因目前的疾病而停止工作，住院患者不参加任何活动或者没有他人帮助便不能完成病室日常事务

8. 迟缓

包括：思维和言语的迟缓，注意力难以集中，主动性减退

根据检查时的观察，以及患者的主观感觉打分

0. 正常的思维和言语（速度）

1. 精神检查时发现轻度迟缓

2. 精神检查中发现明显迟缓

3. 精神检查进行困难

4. 完全不能回答问题（木僵）

9. 激越

根据精神检查时的观察打分

0. 无

1. 检查时有些心神不定

2. 时显心神不定或小动作多

3. 不能静坐，检查中曾起立

4. 搓手、咬手指、扯头发、咬嘴唇等

10. 精神性焦虑

你最近一周是否感到紧张或容易发脾气？

是否常对一些不重要的琐事担忧？

你是否有很多需要担心的小事情？

如果有，请举例？

0. 无

1. 主要是紧张和易怒

2. 对小事感到担忧

3. 表情和言语流露出明显焦虑

4. 明显惊恐

11. 躯体性焦虑	0. 无
最近一周有无下列躯体症状：	1. 轻度
口干、腹胀、腹泻、打嗝、腹绞痛、心惊、头痛、过度换气和叹息、尿频、出汗等？	2. 中度,有肯定的上述症状
最近一周这些问题对你的影响有多大？	3. 重度,症状严重,影响生活或需要处理
这些症状的严重程度如何？	4. 严重影响生活和活动
12. 胃肠道症状	0. 无
你最近一周胃口如何？	1. 食欲减退,但不需要他人鼓励便自行进食
有没有强迫自己吃饭？	2. 进食需要他人催促或请求,或需要应用泻药或助消化药物
是否有别人督促你吃饭？	
13. 全身症状	0. 无
你最近一星期精力如何？	1. 四肢、背部、头部、肌肉沉重感或疼痛,全身无力,疲乏
你是否感到疲劳？	2. 症状明显
这星期你是否感到背痛、头痛或肌肉疼痛？	
这星期是否有肢体、背部或头部沉重感？	
14. 性症状（如性欲丧失）	0. 无（不适用）
最近一周你对性的兴趣如何（不单指性行为,而是指你的性兴趣——你主观上想的程度）？	1. 轻度
你的性兴趣有无改变（同没有抑郁的时候相比）？	2. 重度
抑郁之前的性兴趣如何？	
15. 疑病	0. 无
最近一周你对自己身体状况的关心程度如何？（与正常时相比）	1. 对身体过分关注
你对躯体感觉的抱怨多吗？	2. 反复考虑健康问题
你是否发现自己原来可以做的事情现在需要别人帮忙？	3. 有疑病妄想
如果是,哪些事情需要帮忙？这类事情发生过多少次？	4. 伴幻觉的疑病妄想
16. 体重减轻	0. 无
抑郁开始后有无体重减轻？如是,减轻多少？	1. 可能体重减轻（一周内体重下降≥0.5kg）
如果不确定,是否发现衣服宽松了一些？	2. 确实体重下降（一周内体重下降≥1kg）

17. 自知力 根据检查时的观察打分	0. 知道自己有病,表现为抑郁 1. 自己知道有病,但归咎于伙食环境问题,工作过忙,病毒感染或需要休息等外部原因 2. 完全否认有病
18. 日夜变化 过去的一周,你的情况一天之中有无波动? 如果有,什么时间段感觉最糟? 你的情绪早上和晚上有没有区别? 你的情绪一天到晚都是持续的很差吗?	0. 无 1. 轻度变化 2. 重度变化,症状昼重或夜重,请注明并评价其严重程度
19. 人格解体或现实解体 过去的一周,你是否有时突然感到身边的事务变得不真实了? 是否在清醒的时候有做梦一样的感觉(恍惚感)? 是否感觉到以一种奇怪的方式与他人隔开(与他人交流中断),或者同周围环境有莫名其妙的距离感? 如果有,严重程度如何?频率怎样?	0. 无 1. 轻,问及才诉述 2. 中,自发诉述 3. 严重,有虚无妄想 4. 伴有幻觉的虚无妄想
20. 偏执症状 你同周围人的关系如何? 身边的人关心你吗? 有人背后议论你什么吗? 近一周是否感到有人伤害你或使你为难? 如有,请举例?	0. 无 1. 有猜疑 2. 偏执观念 3. 关系妄想或被害妄想 4. 伴有幻觉的关系或虚无妄想
21. 强迫观念和强迫行为 过去一周,是否有些重复性的举动? 比如反复洗手、检查煤气开关、检查门锁? 如有,请举例? 脑子中是否曾反复出现一些毫无意义的重复性想法?	0. 无 1. 轻,问及才诉述 2. 中,自发诉述
22. 能力减退感 近一周,你是否做些能让你感觉好点的事情? 是否感到做事力不从心?	0. 无 1. 仅在提问时引出主观体验 2. 病人主动表示有能力减退感

你是否感到对自己要做的事情失去控制能力？ 你是否感到自己各方面的能力大不如前？ 是否有些自己的事情需要别人帮忙或代劳的？	3. 需要鼓励、指导和安慰才能完成病室日常事务或个人卫生 4. 穿衣、擦洗、进食、铺床等以及个人卫生均需要他人协助
23. 绝望感 你感觉自己的前途会怎样？会觉得悲观吗？ 你怎样考虑你的前途问题的？ 你觉得自己有希望好起来吗？ 你认为现在的治疗对你有用吗？	0. 无 1. 有时怀疑"情况是否会好转"，但解释后能接受 2. 持续感到"没有希望" 3. 对未来感到灰心，悲观和绝望，解释后不能排除 4. 自动反复诉述"我的病不会好了"，或诸如此类的话
24. 自卑感 你是否自己瞧不起自己？甚至羞于见到熟人？ 是否认为自己不好？ 是否对自己感到失望？ 是否感到自己对别人来说是没有用处的？ 你是否认为别人对自己的苦心帮助是没有必要的？	0. 无 1. 仅在询问时诉述有自卑感 2. 自动诉述有自卑感 3. 病人自动诉述"我一无是处" 4. 自卑达到妄想的程度，例如："我是个废物"

总分≥35，严重抑郁；总分≥20，轻或重度抑郁；总分≤8，无抑郁症状

五、如何治疗干燥综合征的焦虑抑郁

接下来讲一下大家最关心的问题，如果得了焦虑、抑郁，该怎么办呢？如何治疗呢？

1. 学会自我称赞，自我欣赏，坦然对待不良刺激，以保持情绪稳定，心境良好。时刻提醒自己，我们是快乐的，用积极的心态看待万物，让绿色浇灌我们的人生。

2. 在需要的时候寻求帮助，不要默默承受。多接触一些乐观开朗的朋友。

3. 将大事分割成小块，一次只做一件。

4. 制订切实可行的日常活动表，每天结束后填写回顾、分析日记，既能使你摆脱不愿活动和不想做事的处境，又能给你带来活动后的满足，逐步消除懒惰与内疚。

5. 积极参加家庭或社会活动，每年最好抽空给自己来 1～2 次旅行。

6. 多看书，勤思考，听听舒缓、轻柔的音乐，释放压力，提升思想境界。

7. 寻求家庭支持与帮助，减少心理刺激与压力，建立起自信心。

8. 对挫折与失败做好充分的心理准备。累了就歇歇，烦了就听听音乐，跌倒了，爬起来，补好身体，养足精神，继续勇敢向前走。

9. 心理治疗要到正规医院寻求医生的帮助，医生会通过言语或非言语交谈与患者建立起良好医患关系，从正面指导、劝解、疏导、鼓励和安慰等，应用有关心理学和医学的知识指导和帮助患者克服情绪障碍，纠正认知偏见，寻找发病原因及自身的性格特点，鼓励患者树立乐观积极的生活态度，减轻悲伤与忧愁，增强患者自身的调适能力。

10. 放松训练其实是心理治疗的一种，就是通过身体放松而达到心理放松。比较简单的如深呼吸法：焦虑不安时闭上眼睛，慢慢用鼻子吸气，口鼻呼气，反复三到五次。也可以采用冥想法：即有意识地想一件开心的事情，尽量真实而具体。过度紧张、焦虑时，先轻闭双眼，全身放松，做几次均匀而有节奏的深呼吸，反复地自我暗示："不要着急""放松、放松"，几分钟后，情绪就会平稳。

11. 物理治疗主要包括经颅微电流刺激疗法，疗效明确，相对于药物更是没有副作用和依赖性，而且控制症状比较快，通过提高 5-HT 的分泌量，促进去甲肾上腺素的释放，增强神经细胞活动的兴奋性，通过促进分泌具有镇静作用的内啡肽，能够使患者保持一种放松、舒适的精神状态，从而起到稳定情绪的效果。

12. 西药治疗主要包括苯二氮䓬类，如安定；单胺氧化酶，如异丙肼；三环类，如丙咪嗪；还有新型药物，选择性 5-HT 再摄取抑制药（SSRI），本类药物从 20 世纪 70 年代开始研制，已开发有数十种，临床常用的有氟西汀、帕罗西汀、舍曲林、氟伏沙明、西酞普兰等。本类药物镇静作用小，也不损伤精神运动功能，对心血管和自主神经系统功能影响很小。本类药物还具有抗抑郁和抗焦虑的双重作用。但是药物都有一定的副作用，应在医生指导下应用。

13. 通过日常食疗，补充血清素含量，即可达到稳定情绪的效果。血清素的含量直接决定了情绪管理的能力，提高血清素含量水平可以抑制负面情绪的产生。比如香蕉、杏仁、黑巧克力、全麦面包等，都富含血清素。

14. 中医治疗

（1）行气解郁：气能生津，气旺则津充，气机调畅则津液输布排泄正常，反之则"气少作燥,甚则口中无涎"。临床上常见到患者思虑太过,心情烦躁,口舌生疮,口干眼干,甚则目赤肿痛,多梦易醒等,乃为气机不畅,治法当以理气解郁,常用厚朴、郁金、合欢皮、生铁落等。

(2)养血祛瘀:血为津液,濡养五官九窍,维持脏腑正常生理功能。津血亏虚,则不能上润诸窍,突出表现为眼干口干。阴津不足,燥邪内生,脉道枯涩,停而为瘀。瘀血停积,水津不得布散,不通则不荣,致诸窍失养,燥象越发加重。《景岳全书》:"思虑劳倦惊恐忧思,总属真阴精血不足。"可见血虚不足为郁证发病基础之一。临床多见眼干而痛,口干,口渴但不多饮,全身疼痛,面色晦黯,舌黯红有瘀斑,夜寐欠安,昼轻夜重,治疗当以滋阴养血、活血化瘀为法,可用当归、枸杞子、阿胶配合赤芍、丹皮、川芎、莪术等。这里要注意以滋阴养血为本,辅以活血行血之品。又"气行则血行,治血先治气",治血的同时要顾护调畅气机。

(3)疏肝解郁:肝主疏泄,通达气机,调畅情志;肝藏血,影响周身气血津液代谢;肝主筋,为"罢极之本""肝者,将军之官,谋虑出焉";肝血不足,肝失疏泄,津液敷布失常,则发为燥痹。肝血不足则筋膜失养,表现为精力下降,易倦怠等。肝血不足或肝气郁滞则致心血不足,时有情绪不稳,悲观厌世。木旺克土则可肝郁乘脾,表现为腹胀纳呆,体重减轻。肝血不足,谋虑不出,则思考能力下降,反应迟钝。肝失疏泄,肝阳上亢则出现易激惹,胁肋胀痛,紧张易哭等。此类当治以疏肝解郁,滋养肝肾。可用逍遥散、柴胡疏肝散、一贯煎等。

(4)健脾养胃:脾胃位于中焦,为后天之本,气血生化之源,脾在液为涎,在体合肌肉四肢。中焦又为气机升降之枢纽。中焦为病,气血生化乏源,阳气无以推动津液运行。另外,气机升降失常,水液不运,聚而成痰,无以化津,营血阴津匮乏,肌肤清窍失于濡润,燥邪内生,痹病乃成,可见头晕嗜睡、倦怠乏力、口黏而干、肌肉瘦削,腹胀腹泻等。脾主思,思则气结,思虑过度,气机升降失常,气机郁滞,发为郁证,可见烦闷不安,忧思不解,兴趣缺乏,失眠健忘。当调中焦脾胃,复津血生化,可用四君子汤、归脾汤之类。

(5)补益肝肾:肝藏血,肾藏精,燥邪深入下焦,耗伤肝肾精血。肝体阴而用阳,赖肾水之涵养。肾阴不足,水不涵木,肝失所养,则见善太息,视物模糊;肾阴不足,金水不能相生,肺失濡润则可见咽干气短;肾阴不足,心肾不交,则见心烦惊恐,心悸失眠,注意力不能集中;肾阴不足,命门火衰,脾阳失于温养,则见精神萎靡,情绪低沉,嗜卧少动,倦怠纳差,肌肉疼痛;肾主骨,齿为骨之余，肾精亏虚则可见腰膝酸软，猖獗齿。治疗以滋阴养血、补益肝肾为主，可选用左归丸、三甲复脉汤等。

（6）以食为药：食疗的方式对于大部分人来说都易于接受。调解情志的食物大致可以分为两类：一类以安神为主，即所谓的"养"，如百合，桂圆，酸枣仁，茯神，莲子等；另一类以疏气为主，即所谓的"通"，如玫瑰花，佛手，橘皮，青茶，白萝卜，麦芽等。

（7）针灸疗法：针灸疗法作为一种辅助疗法在干燥综合征焦虑抑郁患者的治疗中确有一定疗效，其机制可能为调节和平衡机体的免疫功能及激素水平，可选取胃经、脾经、肝经、胆经、三焦经、任脉的穴位。

（8）宽衣松带：《黄帝内经》建议人披散头发，穿宽松大袍，缓步于屋外庭院。肝气郁结于内，则以疏通为顺。人体外的束缚越少，内在的环境才能有空间来自行调整，尤其不要束缚腰部以及小腹，这都对焦虑抑郁有很好的缓解作用。

（9）舒展身体：中医所说"思则气结"，而花钱最少的攻克气机郁结的方法便是运动，小则双手向上伸个懒腰，大则跑上个几公里，经络随着气血的涌动而始得活泛，郁气也随着气孔的开启而外出有路。所以很多人都会觉得运动出一身汗之后身心舒畅。

六、合并焦虑抑郁的干燥综合征患者的饮食宜忌

饮食要清淡，平时多喝水，多吃水果，多吃蔬菜，保证大便通畅。食物要新鲜，荤素搭配，少食多餐，饮食以适合口味为宜，并保证充足营养。保证每日足够的水分摄入非常重要，每天的补水量应达到 2 000～2 400ml，可以早上起床先喝 700ml 水。

饮食适宜：干燥综合征患者的饮食应偏于甘凉滋润，滋阴清热生津的食物，并且宜食富含维生素 B_1、维生素 B_6、维生素 B_{12} 的食物。如豆豉、丝瓜、芹菜、银耳、百合、鲜梨、鲜藕等。这里推荐几种食物：葡萄柚，含有高量的维生素 C，不仅可以维持红细胞的浓度，增加身体的抵抗力，而且可以抗压，对焦虑、抑郁的预防有利。香蕉，含有一种称为生物碱的物质，可以振奋人的精神，提高信心，而且香蕉是色胺酸和维生素 B_6 的来源，这些都可帮助大脑制造血清素，减少发生焦虑抑郁的可能。菠菜，是富含叶酸最著名的食材，可以防止缺乏叶酸而导致脑中血清素的减少，从而防止忧郁情绪的发生。口舌干燥者可以常含话梅或常饮柠檬汁等生津解渴的饮料。

饮食禁忌：①忌食过量辛、辣、腌、熏类等刺激性食物；②忌酪氨酸含量高的食物和饮料；③禁忌加工食品和甜食。介绍几个忌食食物：丁香，性温，味辛，倘若焦虑抑郁患者多食或久食，那么就容易助热上火耗阴，要切忌多吃、常吃丁香之类五香调味品；酱油，酪氨酸含量高；辣椒，性大热，味辛辣，也就是一种大辛大热的刺激性食品，吃完之后极易伤阴动火。

七、病例一则

李某某，女，80 岁

初诊日期：2018 年 9 月 10 日

现病史：明确干燥综合征 6 年，长期口服泼尼松半片及来氟米特 10mg/d 控制病情，现仍有口干。近半年感周身燥热，胁痛，伴周身酸痛，上半身较重，双肩部明显，呈持续性、固定性，喜揉按，无恶心、呕吐。近 2 日有发热，体温最高 38.5℃，略鼻塞，无其他明显感染症状，现抗感染治疗中，体温高峰较前下降，饮食可，二便调，睡眠欠佳。长期焦虑，口服抗焦虑药物。舌质红，无苔，脉弱。

中医诊断：燥痹　肝郁脾虚，心神失养证

治则：疏肝解郁，养心安神，通络止痛

方药：

　　　　当归 15g　白芍 15g　柴胡 15g　茯苓 20g

　　　　白术 10g　甘草 10g　麸炒枳壳 15g　醋香附 25g

　　　　陈皮 20g　首乌藤 40g　乌梢蛇 15g　炒川楝子 20g

　　　　炒酸枣仁 30g　制远志 20g　龙骨（先煎）25g

　　　　　　　　　　　　　　　7 剂，每日 1 剂，水煎，日两次口服

　　二诊（2018 年 9 月 18 日）：睡眠、焦虑症状改善，周身酸痛好转。舌质红，少苔，脉弱。

方药：

　　　　当归 15g　白芍 15g　柴胡 15g　茯苓 20g

　　　　白术 10g　甘草 10g　麸炒枳壳 15g　醋香附 25g

　　　　陈皮 20g　首乌藤 40g　乌梢蛇 15g　炒酸枣仁 30g

　　　　制远志 20g　龙骨（先煎）25g

　　　　　　　　　　　　　　　7 剂，每日 1 剂，水煎，日两次口服

按：该患者长期受病痛困扰，忧思郁结，致肝郁血虚，脾失健运。肝为藏血之脏，性喜条达而主疏泄，体阴用阳。若七情郁结，肝失条达，或阴血暗耗，或生化之源不足，肝体失养，皆可使肝气横逆，胁痛、寒热、周身酸痛等症随之而起。此时疏肝解郁固然是当务之急，而养血柔肝，亦是不可偏废之法。方中当归甘温补血养心。柴胡入肝胆经，疏肝解郁，透邪外出。白芍敛阴养血柔肝，与柴胡合用，以补养肝血，条达肝气，可使柴胡升散而无耗伤阴血之弊。白术、茯苓健脾祛湿，使运化有权，气血有源。甘草益气补中，缓肝之急，其能助芍药入于肝木脾土。二者相伍酸甘化阴，以生津血，条达肝脾血分郁结，宣通脏腑积聚之气。乌梢蛇通络止痛。酸枣仁、首乌藤、远志、龙骨宁心安神。另加陈皮、枳壳、香附、川楝子增强疏肝行气、理气解郁之效。患者服 7 剂后肝气条达，血脉通畅，周身酸痛可好转。二诊将原方中川楝子减掉，继续服用 7 剂。纵览宋老师全方，当归、芍药与柴胡同用，补肝体而助肝用，血和则肝和，血充则肝柔。诸药合用，使肝郁得疏，血虚得养，脾弱得复，气血兼顾，体用并调，肝脾同治。临床中燥痹合并焦虑抑郁患者，不妨大胆一试，多可见成效。

◎ 第五节　干燥综合征病人的日常药物使用注意事项 ◎

干燥综合征是一种以侵犯唾液和泪腺为主的慢性炎性自身免疫病，日常生活药物使用的细节很重要。

一、尽可能避免使用的药物

能使外分泌腺体分泌减少引起口干的药物包括：①抗胆碱类药；②抗高血压药：α- 阻滞剂（可乐定），β- 阻滞剂（心得安），复合型 β- 阻滞剂；③利尿剂；④抗抑郁药：阿米替林，去甲阿米替林等；⑤肌痉挛药：胺苯环庚烯，美索巴莫；⑥泌尿系用药：乌拉胆碱，羟丁宁；⑦心脏药：磷酸双异苯吡胺；⑧帕金森用药：卡比多巴，左旋多巴；⑨减充血剂：盐酸伪麻黄碱等。

二、注意口腔卫生

减轻口干较为困难，人工涎液的效果很不理想，实用的措施是保持口腔清洁，勤漱口，减少龋齿和口腔继发感染的可能，并且停止吸烟、饮酒及避免服用引起口干的药物如阿托品等。人工涎液有多种制剂，含羧甲基纤维素、黏液素（mucin）、聚丙烯酸（polyacrylic acid）、黄胶原（xanthan gum）、亚麻仁聚多糖（linseedpolysaccharide）等成分。人工涎液作用时间短，口感较差，oral balance（百特能）是胶状物，作用时间较长，一般在夜间使用。另外患者还可以使用含氟的漱口液漱口，以减少龋齿的发生。口服的药物有环戊硫酮（舒雅乐，胆维他）：15～30mg/d，最近的新药有 Evoxac（化学名 cevimeline，西维美林），对口眼干燥（尤其是眼干）更有效，半衰期长，疗效持续时间较长，多汗和腹痛等副作用小。平日用麦冬、沙参和甘草等中药泡水代茶饮保持口腔湿润，口腔念珠菌感染者可用制霉菌素。

三、保护眼睛

眼泪少使眼干涩，防御功能下降，有异物感，可引起角膜损伤，易发生细菌感染、视力下降及其他眼病，应注意防止眼干燥，可用人工泪液如 1% 甲基纤维素、羟甲基纤维素或聚乙烯醇眼液点眼，但作用时间短，而缓释人工泪液或 0.1% 透明质酸眼液疗效较好，病情严重者用 0.5%～2.0% 的可的松眼药水点眼，能较快缓解症状，但停药后易复发，不能长期使用，以免角膜变薄穿孔。有眼刺激症者用 2% 乙酰半胱氨酸眼液，3～4 次 /d，可使病理性黏液条分解。夜间戴潜水镜防止泪液蒸发，睡前涂眼膏，保护角膜。另外 1% 环孢素眼液滴眼，2～3 次 /d，可显著增加泪液分泌。对于有角膜上皮缺损者可用贝复舒点眼液（碱性成纤维细胞生长因子），促进修复和再生，每次 1～2 滴，每天 4～6 次，时间不宜超过 2 周。对于伴发眼睑炎、细菌性结膜炎、角膜溃疡等可用抗生素眼液如四环素眼膏等。另外，还可进行泪点封闭，减少泪液排出，其方式有用胶原蛋白栓做暂时封闭或激光永久性封闭。另外在夜间患者还可以使用含甲基纤维素的润滑眼膏，以保护角、结膜。国外有人以自体的血清经处理后滴眼。

四、肾小管酸中毒合并低钾血症

钾盐的代替疗法用于肾小管酸中毒合并有低钾血症者，有低血钾性瘫痪者宜静脉补充氯化钾，缓解期可长期补充 20% 枸橼酸钾和小苏打，调整水和电解质平衡，大部分患者需终身服用。多数患者低血钾纠正后尚可正常生活和工作。

五、口腔溃疡者

用金银花、白菊花或乌梅甘草汤等漱口或代茶饮。

六、鼻腔干燥者

用生理盐水滴鼻，不用油性润滑剂，以免吸入引起类脂性肺炎。

七、阴道干燥者

可用润滑剂，保持阴道卫生，勤换内裤。

八、肌肉、关节痛

可用非甾体抗炎镇痛药，如布洛芬、吲哚美辛等，硫酸羟氯喹片可用于缓解 pSS 患者的疲劳、关节痛和肌痛等症状，在少见的情况下，可能需要短程使用小剂量糖皮质激素（例如泼尼松 5～10mg）以缓解关节剧痛等症。

◎ 第六节　干燥综合征患者生活指导 ◎

1．保持居住环境适宜温度、湿度，尽量避免外感六淫之邪。

2．饮食均衡有营养，避免辛辣油腻之品。若消化道症状较重，纳差者饮食应为高维生素、易消化的半流食，可口服维酶素及胰酶制剂。肾小管酸化功能障碍患者，应给予含钾高的食物，如谷物、瘦肉类、鱼类、香蕉、蘑菇等。

3．关心病人，宣教本病知识，树立信心，正确对待疾病，配合护理、治疗。

4．保持口腔清洁，三餐后刷牙、漱口，减少龋齿发生，咀嚼口香糖，可刺激腺体分泌，忌烟酒，避免使用抗胆碱能药物。

5．注意眼部清洁，减少感染机会，每天滴人工泪液或 0.5% 甲基纤维素 2～3 次，风天注意戴眼镜。鼻腔干燥者用生理盐水滴鼻，避免用油性滴鼻剂，避免吸入性肺炎的发生。

6．皮肤干者忌用碱性皂液，用中性柔和皂液，擦涂润肤品。瘙痒严重者可外用中药制剂。阴道干燥者，应注意局部清洁，避免条件致病菌的感染。

7．干燥综合征并非十分常见，且大多数患者对该病的认识较少，容易产生紧张、焦虑等不良心理情绪；患者及家属应当充分认识该病，了解其治疗方案、预后及转归，积极配合治疗及护理，及时进行心理疏导，消除悲观心理和减轻精神负担，以积极态度对待疾病。

◎ 第七节　出现什么情况及时复诊 ◎

干燥综合征为慢性疾病，患者出院后须严格按医嘱正确用药，不得随意停用、更改药物种类、剂量和使用方法。应遵医嘱定期复诊、监测病情变化、调整药物治疗。若眼干、口干、关节炎、皮疹、胸闷、气短、咳嗽、尿频等原有症状加重或有新发症状时，应及时复诊。应用激素时，应注意观察有无水肿、低血钾、高血压、骨质疏松、溃疡、反跳等现象；应用免疫抑制剂时注意观察有无口腔黏膜溃疡，有无恶心、呕吐等胃肠道反应；若出现不适，及时就诊。若合并感染者应积极治疗，并在医生指导下调整激素及免疫抑制剂药物。

参 考 文 献

[1] GottenbergJE, Mariette X. Looking into the Future-Emerging Therapies Based on Pathogenesis//Fox RI, FoxCM. Sjögren's syndrome[J]. New York: Springer, 2012: 469-481.

[2] Meijer JM, Meiners PM, Vissink A, et al. Effectiveness of rituximab treatment in primary Sjögren's syndrome: Arandomized, double-blind, placebo-controlled trial[J]. Arthlitis Rheum, 2010, 62(4): 960-968.

[3] Dass S, Bowman SJ, Vital EM, et al. Reduction of fatigue in Sjögren's syndrome with rituximab: results of a randomised, double-blind, placebo-controlled pilot study[J]. Ann Rheum Dis, 2008, 67(11): 1541-1544.

[4] 陈华，苏金梅，王迁，等. 小剂量利妥昔单抗治疗系统性红斑狼疮或干燥综合征合并血小板减少症：长期随访研究[J]. 中华临床免疫和变态反应杂志，2013，7(2): 139-145.

[5] Steinfeld SD, Tant L, Burmester GR, et al. Epratuzumab(humanized anti-CD22 antibody) in primary Sjögren's syndrome: an open-label phase Ⅰ/Ⅱ study[J]. Arthritis Res Ther, 2006, 8(4): R129.

[6] Mariette X, Seror R, Quartuccio L, et al. Efficacy and safety of belimumab in primary Sjögren's syndrome: results of the BELISS open-label phase Ⅱ study[J]. Ann Rheum Dis, 2015, 74(3): 526-531.

[7] Cohen PL, Traisak P. Biological Treatment for Sjögren's syndrome//Fox RI, Fox Cm. Sjögren's syndrome[J]. NewYork: Springer, 2012: 459-468.

[8] Steinfeld SD, Demols P, Salmon I, et al. Infliximab in patients with primary Sjögren's syndrome: a pilot study[J]. Arthritis Rheum, 2001, 44(10): 2371-2375.

[9] Maritte X, Ravaud P, Steinfeld S, et al. Inefficacy of infliximab in primary Sjögren's syndrome: results of the randomized, controlled Trial of Remicade in primary Sjögren's

syndrome（TRIPSS）[J]. Arthritis Rheum，2004，50（4）：1270-1276.

[10] Sankar V，Brennan MT，Kok MR，et al. Etanercept in primary Sjögren's syndrome：A twelve-week randomized，double-blind，placebo-controlled pilot clinical trial[J]. Arthritis Rheum，2004，50（7）：2240-2245.

[11] 桑永兵，刘颖，鲁构峰，等. 张华东从肝肺气机论治干燥综合征经验 [J]. 世界中西医结合杂志，2016，11（1）：16-18.

[12] 高龙，苏晓，姚重华. 干燥综合征从三焦论治探讨 [N]. 辽宁中医药大学学报，2013，15（4）：221-222.

[13] 王亚黎，刘健，杨佳，等. 新安健脾益气通络法对干燥综合征的疗效、心肺功能影响及免疫学机制研究 [J]. 风湿病与关节炎，2014，3（12）：5-9.

[14] 王海隆，张显彬. 冯兴华治疗干燥综合征经验 [J]. 中国中医药信息杂志，2007，14（5）：85.

[15] 姜淑华，胡丽伟，平利峰，等. 一贯煎联合谷胱甘肽治疗干燥综合征肝损伤的临床观察 [J]. 陕西中医，2016，37（9）：1217-1218.

[16] 罗世伟，吴生元. 辨治干燥综合征经验 [J]. Journal of Traditional Chinese Medicine，2013，54（10）：821-822.

[17] 熊静，姚美玉，侯丽辉. 阴阳双补治疗干燥综合征经验 [N]. 长春中医药大学学报，2009，25（6）：857.

[18] 杨小君. 中药联合激素治疗干燥综合征继发肾损害临床研究 [J]. 中国农村卫生，2016，22（100）：26.

[19] 张华东，王振兴，黄俰，等. 六味地黄丸及其类方治疗原发性干燥综合征并发症体会 [J]. 辽宁中医杂志，2013，40（5）：908-909.

[20] 杨佳，刘健，张金山，等. 干燥综合征患者生活质量的变化及影响因素 [J]. 中医药临床杂志，2011，23（6）：534-536.

[21] 谢斌华，陈勇. 焦虑、抑郁的免疫机制及其在原发性干燥综合征中的研究进展 [J]. 浙江医学，2011，33（10）：1549-1551，1555.

[22] SLAVICH G M，IRWIN M R. From stress to inflammation and major depressive disorder：a social signal transduction theory of depression[J]. Psychological bulletin，2014，140（3）：774-815.

[23] AN L，LI J，YU S T，et al. Effects of the total flavonoid extract of Xiaobuxin-Tang on depression-like behavior induced by lipopolysaccharide and proinflammatory cytokine levels in mice[J]. Journal of Ethnopharmacology，2015，163：83-87.

[24] GALECKI P，TALAROWSKA M，ANDERSON G，et al. Mechanisms underlying neuro-cognitive dysfunctions in recurrent major depression[J]. Medical Science Monitor：International Medical Journal of Experimental and Clinical Research，2015，21：1535-1547.

[25] 汤毓华，张明园. 汉密顿焦虑量表（HAMA）. 上海精神医学，1984，（02）：61-65.

[26] 朱星瑜，傅天啸，王耀东，等. 从郁论治干燥综合征思路浅析 [N]. 上海中医药大学学报，2016，30（1）：4-5.

[27] 郑炜贞, 龚婕宁, 钱先. 从津气血之关系探讨干燥综合征的治疗 [J]. 辽宁中医杂志, 2011, 38（5）：881-882.

[28] 刘维, 刘滨, 郑红霞. 针灸治疗干燥综合征 60 例疗效观察 [J]. 中国针灸, 2005, 25（2）：101-102.

53检